具茨山——
中原中医药文化的摇篮

铁绍文　主编

河南科学技术出版社
·郑州·

图书在版编目（CIP）数据

具茨山：中原中医药文化的摇篮 / 铁绍文主编 . —郑州：河南科学技术出版社，2023.5

ISBN 978-7-5725-1190-5

Ⅰ.①具… Ⅱ.①铁… Ⅲ.①中国医药学 – 文化 – 河南 Ⅳ.① R2-05

中国国家版本馆 CIP 数据核字（2023）第 076840 号

出版发行：河南科学技术出版社
　　　　　地址：郑州市郑东新区祥盛街27号　　邮编：450016
　　　　　电话：（0371）65788629　　65788613
　　　　　网址：www.hnstp.cn
策划编辑：高　杨
责任编辑：许　静
责任校对：臧明慧
封面设计：张　伟
责任印制：张艳芳
印　　刷：河南文华印务有限公司
经　　销：全国新华书店
开　　本：720 mm×1 020 mm　1/16　印张：9.5　字数：150千字
版　　次：2023年5月第1版　　2023年5月第1次印刷
定　　价：48.90元

《具茨山——中原中医药文化的摇篮》
编委会

主　任：刘　璐

副主任：孟占义　　仝书普　　李晓霞　　谭莉娜

成　员：闫宏军　　程书年　　齐红俊　　郝占超　　丁进兴

　　　　艾青魁　　康军彩　　周志业　　王志军　　王柯志

　　　　裴宏斌　　杨玉卿　　刘君玲　　任文政　　释广善

　　　　刁红涛　　李金河　　李法顺　　李晨欣　　刘晓峰

　　　　尹百灵　　刘俊杰　　江宏格　　李国欣　　朱改莲

　　　　李　琦　　尚秀峰　　包巽昶　　赵宏建　　孙占伟

　　　　王国斌　　时晓旭　　郭殿勋　　张　栗　　赵天水

　　　　桑向阳　　刘远超　　铁凝瀚

　　　　马殿军　　河南名锐药业有限责任公司

　　　　史鸿钧　　河南福广惠中药科技有限公司

主　编：铁绍文

◆ 序 一 ◆

　　具茨山，又名大隗山，当地人或称始祖山。位于河南省中部禹州市与新郑市、新密市三市交界处，在禹州境内较长，属于伏牛山余脉。具茨山与上古文明有着紧密的联系，是一座充满神秘色彩的历史文化名山，是中华民族五千年文明史的发源地之一。黄帝活动的中心地域就在具茨山。

　　禹州，古称夏邑、栎邑、阳翟、钧州。舜时期，禹在此受封为夏伯。禹的儿子启于此（被誉为"华夏第一都"）创建了第一个奴隶制王朝，并大飨诸侯于钧台。禹州素有"三都"（夏都、钧都、药都）之称。这里不仅是华夏民族发祥地之一，而且是全国著名的中药材集散地。深厚的历史文化底蕴和优越的地理环境，孕育了璀璨的中医药文化。这里有神农、黄帝、雷公、伊尹、雷敩、褚澄、孙思邈、朱橚等人的诸多遗迹，并流传着许多动人的故事。人们到此不由得会发思古之幽情，流连忘返。

　　我们不妨略举几例：

　　约五千年前的黄帝部族，曾在禹州地域活动，播撒华夏文化，教民治百病，留下了不少先贤胜迹和许多美丽动人的传说。具茨山上黄帝文化之遗迹遍布禹州、新密、新郑一带，有逍遥观、清凉台、轩辕丘、古城寨、黄帝宫等。具茨山是《黄帝内经》的起源地。《黄帝内经》不只是黄帝与岐伯、雷公等人的对话记录，而且是古代众多智者的集大成之作。生活在具茨山周围的先贤们，如广成子、大隗、大鸿（鬼臾区）、岐伯、雷公、少俞、风后、仓颉、力牧等，皆为上古时期的智慧大家，他们对天文、地理、人事和医学无不通晓。

　　禹州方山是方雷氏的发源地，炎帝的孙子、黄帝的大臣雷公生前在禹州潜心研究医学，被黄帝封于方山。我国的第一部中药炮制学专著《雷公炮炙论》

就是雷氏后裔依托雷公之名撰写而成，历史上依托雷公之名的著作还有《雷公药对》等。

唐代名医孙思邈长期在禹州采药、行医，甚至有"死后葬在禹州"之说。孙思邈在禹州的医药典故很多，如在禹州"一针救两命"、发明"葱管导尿术"、发现阿是穴、绘制彩色《明堂三人图》等。那些生动的历史故事，使禹州人民念念不忘孙思邈。故有"药王爷在禹州"之说。孙思邈"人命至重，有贵千金，一方济之，德逾于此"仁爱大德的崇高品质及精妙高深的医术跨越了千年时光，一直影响着禹州后人。

明代周定王朱橚长期在禹州考察采集中药材标本，死后葬于禹州明山。朱橚撰写了我国第一部救荒专著《救荒本草》。《救荒本草》独具一格，告诉人们如何利用自然界的植物代替食品，以度荒年。该书首开野菜著述一门，影响深远。无论是在普及植物学知识方面，还是在便利民众寻找食物方面，都具有里程碑的意义。

纵贯于禹州、新郑、新密、登封的"具茨山"，自轩辕黄帝时期至今都是中医药资源的宝库。天下之药汇集禹州，禹州成为全国著名的中药材集散地。据禹州药材资源普查资料显示，全市有药材1 084种，河南统一普查的351个品种中，禹州占255种。历代本草收载的道地药材，如禹白芷、禹南星、禹白附子、禹密二花、禹韭、禹漏芦、荆芥、地黄、全虫、禹粮石等有近30种。因禹州是全国的中药材集散地，又是药王孙思邈长期采药行医的地方，故有"医不拜药王不灵，药不到禹州不香，中药炮制看禹州，药到禹州倍生香"之说，这也是广大百姓和中药界人士对禹州的赞扬。

禹州独特的中药加工炮制技艺，如"云片鹿茸""百刀槟榔""飞天三棱""蝉翼半夏"等，更令人惊叹不已。千年"药都"禹州，孕育了一大批中医药人才。那些老中医、老药工，代代薪火相传，为推动禹州的中医药发展做出了不可估量的贡献。目前禹州已成为全国中药加工炮制技艺培训基地。

铁绍文先生主编的《具茨山——中原中医药文化的摇篮》一书，介绍了具茨山的中医药文化，较详细地论述了禹州深厚的历史文化底蕴，是我们了解禹州及具茨山中医药文化的有益读本。

正值深秋时节，硕果累累，一片丰收景象。适逢绍文先生的《具茨山——中原中医药文化的摇篮》付梓，必将为多姿多彩的中医百花园壮色。实在可喜可贺！承蒙绍文先生之嘱，特写下这篇文字，聊作为序。望绍文先生及各位同道正之！

许敬生

2022年10月6日于河南中医药大学金水河畔问学斋

（许敬生，河南中医药大学教授，著名中医药文化专家，河南省儒医文化研究会会长）

◆ 序 二 ◆

让中医药文化在禹州开花结果

中医药学博大精深，推广中医知识不仅利在当代，更是一项泽被后世的千秋基业。我到禹州工作以来，无论参与疫情防控，还是与药农、药商接触，都能体会到禹州作为千年"药都"所蕴含的文化内涵和巨大魅力。禹州市委成立禹州市中医药健康产业转型发展工作专班，致力于弘扬传承中医药文化，培植壮大中医药产业，使命重大而深远。由铁绍文等热心中医药文化的老同志组织编写的《具茨山——中原中医药文化的摇篮》一书通过查阅文献史志、考察遗址遗迹等途径获取大量丰富的历史信息和资料，从具茨山地域文化特征写起，详细介绍了禹州中医药的发展史，展现了"中医药宝库"——具茨山在中原中医药文化中的地位，揭示了中医药学在中华民族五千多年历史长河中的突出贡献，难能可贵。

具茨山是一座文化宝库，轩辕文化和夏禹文遗迹比比皆是，神秘而古老的史前文明岩画符号隐居深山，默默记载着被湮没的远古传说，其中的部分内容承载着丰富的中医药文化精髓和古人的智慧结晶。

从资料记载看，具茨山是轩辕黄帝活动的主要区域，志书载："禹，豫州外方，三河之境，黄帝故墟也。"自古以来，禹州人才辈出，物华天宝。药王孙思邈隐居百草云集的阳翟具茨山悉心研究药典、行医治病，留下了很多生活遗迹和传说故事。孙思邈晚年在这里著书立说，研究养生之道，写下了《千金要方》《千金翼方》，为后人留下了珍贵的文化遗产。同时，此地是明太祖第五子朱橚著书的实践地和陵寝地。朱橚曾把具茨山上和其他地方的400余种可食野草，编成图文并茂的《救荒本草》，对植物资源的利用做了较详尽的描述，对我国植物学、农学、医药学、食疗学等的发展都有一定影响。

当前中医药产业发展迎来天时、地利、人和的大好时机，相信此书的出版会激发更多的人关注、热爱、研究中医药文化，并投身到中医药产业发展中，不断发掘中医药宝库中的精华，切实把中医药这一祖先留给我们的宝贵财富继承好、发展好、利用好，为推进健康中国建设贡献力量。

再次感谢默默耕耘在中医药战线的人们！向此书的编者致敬！

刘　璐

2023年1月31日

◆ 前 言 ◆

　　具茨山是上古文明和夏禹文化的载体，是一座充满神秘色彩的历史文化名山，是中华民族五千年文明史的发源地之一。

　　禹州具茨山是中原中药材的宝库，西端有逍遥观，那是《黄帝内经》初始本《黄帝泰素》的诞生地；山上有艾鹤坪，到那里可"与鹤同寿、有艾（爱）可求"；中端有药王墓，民谒长命、医拜术灵；东端有周定王陵，《救荒本草》济民生。

　　具茨山上黄帝文化遗迹遍布禹州、新密、新郑。黄帝文化是口传文化，《黄帝内经》是黄帝文化在春秋战国时期由语言逐渐形成文字的一部分，从现在看也是唯一的一部文字资料，它也是黄帝文化的代表。在具茨山上，药王孙思邈留下很多传说，从荟萃山到大鸿山，从崆峒山到龙虎山，到处都有孙思邈的足迹。禹州是药王孙思邈生活的故乡，自古以来就是全国的中药材集散地，有河南最大的中药材交易市场。"医不拜药王不灵，药不到禹州不香，中药炮制看禹州，药到禹州倍生香"是全国中医药界人士对禹州的赞扬。朱橚的《救荒本草》一书就是其踏遍具茨山的写照，书中对植物资源的利用做了全面的总结，对我国植物学、农学、医药学等的发展都有一定影响。

　　纵览具茨山历史，可以说具茨山是《黄帝内经》的起源地，药王孙思邈的采药地，朱橚《救荒本草》的实践地，因此可以说它是中原中医药文化的摇篮。

　　走进具茨山，才能了解"药都"称号的来历，才能洞晓中医药文化底蕴厚重的禹州，才能知道"药都"的文化符号在哪里。绵延于禹州的具茨山，隐藏着古人的智慧和秘密，蕴含着中医药文化的精神，可称得上"药都"文化的脊梁。

本书按历史时间节点叙述，首篇综合概述，后面专题分述。多数以历史资料和遗迹阐述。为使大家了解健康知识，专题摘录孙思邈养生内容。

在具茨山上，不仅有轩辕文化，还有夏禹文化；不仅有中医药文化，还有岩画符号。这些年来，我对具茨山有所认识，但认识还很肤浅，不要说对具茨山整体文化，就连对中医药方面也只是了解了一点点，加上本人对事物认识未能深层理解，书中难免有错误疏漏之处，望读者给予指正。

本书在写作过程中，得到了禹州市人大常委会、许昌市中医药管理局、禹州市中医药管理局、禹州市药材标准化中心、禹州市非物质文化遗产保护中心、禹州市中医院、禹州市中心医院、禹州市第二人民医院、河南福广惠中药科技、河南名锐药业有限责任公司等单位各级领导和专家的关心与支持，得到了河南省儒医文化研究会会长许敬生老师的指导，采用了一些专家和学者的宝贵资料，还有河南省卫生健康委员会给予专项资助，河南科学技术出版社审核、校正、印刷出版，在此特别表示感谢。

铁绍文

2023年5月

◆ 目 录 ◆

第一部分　具茨山文化概览

禹州市位于河南省中部，地处伏牛山脉与豫东平原过渡带，位于东经113度03分～113度39分和北纬33度59分～34度24分。总面积1 469平方千米，东接许昌市建安区、长葛市，北靠新郑市、新密市，西北邻登封市，西及南部连汝州市、郏县、襄城县。

禹州整个地势由西北向东南倾斜，以横贯西北、东南的颍河为界，构成北（具茨）、南（箕山）两大山系，环抱颍川平原。禹州属暖温带季风气候区，热量资源丰富，雨量充沛，光照充足，无霜期长，适宜植物生长。

具茨山，位于河南省中部禹州市与新郑市、新密市三市交界处，属于伏牛山余脉。具茨山绵延40余千米，在禹州境内最长，其他部分属于新郑市和新密市。具茨山系自禹州市苌庄镇北部的荟萃山起首，蜿蜒东南，在浅井镇的北大鸿寨山分为两支：一支经无梁镇延续出禹州市，在新郑市和长葛县（今河南省长葛市）交界处消失；一支经无梁镇西部、朱阁镇、郭连镇入许昌市。

纵贯于禹州、新郑、新密的具茨山，自轩辕黄帝时期至今都是中医药资源的宝库。

一、具茨山与轩辕黄帝文化的联系

（一）具茨山与黄帝的联系

《禹州志》载："崆峒山，亦曰大仙山。"被称为天下第一道观的逍遥观，就坐落在崆峒山南坡高耸入云的奇削石壁上，自古以来就是道教全真会聚之地。

《庄子》载："黄帝立为天子十九年，令行天下，闻广成子在于空同（崆峒）之上，故往见之。"《庄子注》亦言："广成子学道于崆峒山，黄帝问道于广成子。"崆峒山位于钧天之地，形成了中国道教的策源地和古代道教活动中心，同时留存了"上观下观七十二院"的道教祖庭逍遥观。

逍遥观历史悠久，当年轩辕黄帝"受困于有熊，居轩辕之丘"，打败蚩尤，功成名就，应万国诸侯尊为天子，见城西崆峒山，山清水秀，别有洞天，遂学道于广成子，而在此处建观修道。于是，这里便留下了许许多多有关黄帝活动的故事，成为今天炎黄子孙寻根谒祖的圣地。逍遥观依山靠水而建，傍峡谷而坐，境地险峻，景色壮观。现存有圣母殿、老祖母殿、盘古殿、仓颉殿、玄武殿、聚将台、得道庵等景观。这些殿宇和原来的轩辕黄帝殿、三皇殿等相辅相成。

轩辕黄帝是中国古代部落联盟首领，五帝之首。黄帝被尊祀为"人文初祖"。在《山海经》里"黄帝"只是诸帝之一，直到春秋战国时期才被定为一尊。黄帝在位期间，播百谷草木，大力发展生产，始制衣冠、建舟车、制音律、作《黄帝内经》等。

黄帝本姓公孙。因为他生长于姬水（古姬水在今河南新郑）之滨，故改姓姬。居轩辕之丘，故号轩辕氏。少典之子（少典：一说是部族名，一说是人名）。以土德称王，土色黄，故称黄帝。《易·系辞下》："神农氏没，黄帝、尧、舜氏作，通其变，使民不倦。"孔颖达疏："黄帝，有熊氏少典之子，姬姓也。"《史记·五帝本纪》："黄帝者，少典之子。姓公孙，名曰轩辕。生而神灵，弱而能言，幼而徇齐，长而敦敏，成而聪明。"据说黄帝是公元前 2697 年即位的，即位时 20 岁，据此推算黄帝出生于公元前 2717 年，其生卒年份传说为公元前 2717—公元前 2599 年。

道家把黄帝即位于公元前 2697 年的这一年作为道历元年。传说黄帝生下来没多久，便能说话。到了 15 岁，已经无所不通了。因他发明了轩冕，故被称为轩辕。又因他以土德称王，土色为黄，故被称作黄帝。

1. 黄帝奠定了中国农业文明

在黄帝成为氏族首领之后，有熊氏的势力得到迅速发展，并形成一个独立的黄帝部落。

据《史记·五帝本纪》，轩辕黄帝的功绩之一是"艺五种"。"五种"，据郑玄注释，是指"黍、稷、菽、麦、稻"五谷。按古史传说，神农氏仅能种植黍、稷，而黄帝则能种植多种粮食作物，表明黄帝使当时的原始农业有了进一步的发展。

又据古史传说，黄帝非常重视发展农业，掌握了平原农业的许多特点，"岁时熟而亡凶，天地休通，五行期化，故风雨时节，而日月精明，星辰不失其行"（《路史·疏仡纪·黄帝》）。黄帝充分认识到，必须挖掘土地的潜力，广耕耘，勤播种，才能使人们丰衣足食，安居乐业。他率领百姓"时播百谷草木"，并"淳化鸟兽昆虫，历离日月星辰；极畋土石金玉，劳心力耳目，节用水火材物"（《大戴礼记·五帝德》引孔子语）。传说中黄帝的行为感动了上天，出现了许多祥瑞之兆，如"地献草木"及"九牧昌教"等（《论语谶》）。

黄帝时代农业技术和经济的突飞猛进得到了考古材料的印证。依据现有考古发现和研究可知，分布在陕西、河南、山西南部、河北南部及安徽西北部的黄河中游龙山文化，是继仰韶文化而来的。这一时期，社会经济有了突出的进步，石制生产工具磨制得更加精细，打制石器极为少见；已经使用挖土工具木耒，有的遗址还发现石钺和三角形犁形器。这些改进了的生产工具，大大提高了开垦土地的能力。穿孔石刀及石镰、蚌镰等收割工具的大量使用，表明农业生产已经具有一定规模，收获量有所增加。当时人的衣着材料，也多由兽皮演进为植物纤维。村落分布更加稠密。陶、石、玉、漆、木等质料的礼器和乐器令人惊叹，甚至达到精妙绝伦的程度。有的刻画和书写符号大体可以确定为汉字的雏形。蓄养家畜的品种和数量都有所增加，有的墓葬中用猪头随葬。

与农业生产有密切关系的井的发明，古人也归功于黄帝。如《世本》说："黄帝见百物，始穿井。"《易》井卦释文引《周书》云："黄帝穿井。"等等。中国史前农耕聚落分布，每每呈现出沿小河而居的特点。它反映出早期农业在水的利用方面对于河流的依赖。中国的河流水系星罗棋布，大河的支流、小溪纵横交错，它为史前沿河而居的先民们提供了广阔的活动舞台。然而沿河而居必然限制人们的活动空间，束缚农业生产的规模。井的发明改变了农业对于河流的依赖，使得农业生产规模空前扩大。同时聚落的分布可以不受河流的限制而获得扩展。依据考古发现，水井最初出现在河姆渡遗址第 1~2 层相当于松泽文化下层的时期，距今约 5 700 年。这里是长江三角洲水位较高的沼泽地带，无须深挖即容易见水，这里首先发明井不足为奇。而水位较低的黄河流域，开凿水井难度较大，而水井对于农业的意义远非长江三角洲的水井可堪比拟。但大约到距今 5 000~4 000 年的时候，黄河流域的龙山时期文化遗址普遍发现有水井，表明水井在黄河流域的经济生活中已发生了显著的效用。如河南省洛阳市矬李遗址和河南省汤阴县白营遗址发现的古井，距今约 4 000 多年，基本上与黄帝时代相符。

黄帝时代农业生产的发展增强了人们摆脱自然及与自然现象做斗争的能力，增强了部落的整体实力，使整个部落越来越强盛，为后来统一中原各部落奠定了雄厚的物质基础。黄帝时代农业生产的发展还奠定了中国文化后来发展的基本方向，形成建立在农业文明基础上的独特的中华文明。

2. 黄帝对人类的贡献

（1）根据史书的记载，黄帝在炎帝之后，统一了中国各部落。他推算历法；教导百姓播种五谷；兴文字；作干支；制乐器；创医学；等等。

（2）黄帝建立了古国体制：画野分疆，八家为一井，三井为一邻，三邻为一朋，三朋为一里，五里为一邑，十邑为一都，十都为一师，十师为一州，全国共分九州；设官司职，置左右大监，监于万国，设三公、三少、四辅、四史、六相、九德（官名）共120个官位管理国家。对各级官员提出"六禁重"（"重"是过分的意思），即"声禁重、色禁重、衣禁重、香禁重、味禁重、室禁重"，要求官员节俭朴素，反对奢靡。提出以德治国，"修德振兵"，以德施天下，一道修德，唯仁是行，修德立义，尤其是设立"九德之臣"，教养百姓九行，命力墨担任法官、后土担任狱官，对犯罪重者判处流失，而对罪大恶极者判处斩首等。

（3）史书记载，黄帝在农业生产方面有许多创造发明，其中主要有实行田亩制。黄帝之前，田无边际，耕作无数，黄帝以步丈亩，以防争端，将全国土地重新划分，划成"井"字，中间一块为"公亩"，归政府所有，四周八块为"私田"，由八家合种，收获缴政府，还穿土凿井。对农田实行耕作制，及时播种百谷，发明杵臼，开辟园、圃，种植果木蔬菜，种桑养蚕，饲养兽禽，进行放牧等。缝织方面，发明机杼，进行纺织，制作衣裳、鞋帽、帐幄、毡、衮衣、裘、华盖、盔甲、旗、胄。制陶方面，制造碗、碟、釜、甑、盘、盂、灶等。冶炼方面，炼铜，制造铜鼎、刀、钱币、钲、铫、铜镜、钟、铳。建筑方面，建造宫室、銮殿、庭、明堂、观、阁、城堡、楼、门、阶、蚕室、祠庙、玉房宫等。交通方面，制造舟楫、车、指南车、记里鼓车。兵械方面，制造刀、枪、弓矢、弩、六纛、旗帜、五方旗、号角、鼙、兵符、云梯、楼橹、炮、剑、射御等。日常生活方面，熟食、粥、饭、酒、肉、称尺、斗、规矩、墨砚、几案、毡、旐、印、珠、灯、床、席、蹴鞠等。

（二）具茨山与嫘祖、方雷氏的联系

1. 嫘祖

嫘祖，又称雷祖、累祖，是中华人文初祖黄帝之妻。史传，是她发明了养蚕和缲丝织绸技术，才使人们结束了赤身裸体、野蛮荒幼的时代。《山海经·海内经》云："黄帝妻雷祖，生昌意；昌意降处若水。"《史记索隐》司马贞按："黄帝立四妃，象后妃四星。皇甫谧云：元妃西陵氏女，曰累祖，生昌意。"《史

记·五帝本纪》云："黄帝居轩辕之丘，而娶于西陵之女，是为嫘祖。嫘祖为黄帝正妃，生二子，其后皆有天下：其一曰玄嚣，是为青阳，青阳降居江水；其二曰昌意，降居若水。"《通鉴外纪》曰："西陵氏之女，为黄帝元妃，始教民养蚕，治丝茧以供衣服，后世祀为先蚕。"《史记·五帝本纪·正义》云："西陵，国名也。"《通志·氏族》释："西陵氏：古侯国也。黄帝娶西陵氏女为妃，名累祖。"北宋人丁度《集韵·平脂》又云："黄帝娶西陵氏女，是为嫘祖。嫘祖好远游，死于道，后人祀以为行神。"《路通·疏仡纪》云："黄帝命西陵氏劝稼蚕。"凡此种种，都证明嫘祖为黄帝元妃，发明养蚕与缫丝织绸技术，确认其为"西陵氏"之女。

目前，关于嫘祖故里的历史地望，说法至少有 13 种之多。例如：湖北黄冈说、浠水说、宜昌说，四川盐亭说、叠溪说，河南开封说、荥阳说、西平说，陕西白水说，山西夏县说，江苏吴江说，山东费县说，浙江杭州说，等等。

大凡有嫘祖故里说的地方，其共同特点是：这些地方历史上都曾建过"嫘祖庙"，或"先蚕娘娘庙"。这些地方从很早的时候起，就有关于嫘祖在此发明养蚕或教民养蚕、缫丝织绸的故事在民间流传。或者说，这些地方都有悠久的养蚕和丝织历史。另外很重要的一点是，这些地方，都有一些地名与历史文献上所记载的与嫘祖活动相关的地名相同或相近；或与民间所流传的与黄帝、嫘祖有关的故事有关，那些故事大多都能从这里找到所谓的"历史遗迹"。比如"西陵"这个至关重要的地名，据《战国策·秦策》和《史记·楚世家》的记载，湖北宜昌在战国和汉代时已有"西陵"之名。《史记·楚世家》和《汉书·地理志》记载，湖北黄冈汉代也有"西陵"之名。同样，据三国之《魏书》、北魏之《水经注》记载，如今的河南西平县在西汉时也已有"西陵"之名。《三国志·吴志·甘宁传》记载，湖北浠水县也有"西陵"之名。后编的《轩辕黄帝传》说：河南开封在宋代时有"西陵"之地名。自明清以来，陕西白水、山西夏县、江苏吴江、山东费县、浙江杭州等地的地方志书中，虽未与

"西陵"搭界，但皆有嫘祖故里之说。四川盐亭县发现的民间 1946 年手抄"唐开元年间的嫘祖圣地碑志"，经今人考证，也由"盐亭"演变成了"西陵"。西陵究竟在哪里？真可谓众说纷纭，莫衷一是。

过去人们并没有专门研究嫘祖故里，但是一些学者在翻阅历史典籍的过程中，还是发现了一些嫘祖故里的蛛丝马迹。首先，在梳理姓氏的过程中，学者发现《中国人名大辞典》的嫘姓条目下，说嫘姓来自方雷氏，地望在河南禹县（今禹州市）。其次，《山海经·海内经》说："黄帝妻雷祖，生昌意。"在这一词条下，郭璞引用了一些说法。嫘祖，《世本》谓之累祖。郝懿行云："雷，姓也；祖，名也。西陵氏姓方雷，故《晋语》云：'青阳，方雷氏之甥也。''雷'通作'累'。"《大戴礼·帝系篇》说："黄帝居轩辕之丘，娶于西陵氏之子，谓之嫘祖氏。"《汉书·古今人表》作絫祖。《路史·后纪五》："黄帝妃西陵氏曰傫祖，以其始蚕，故又祀先蚕。"再次，《晋语》韦昭注："方雷，西陵氏之姓。声，雷。嫘同也。"这里说得很明确，西陵氏只是黄帝妃的氏，方雷才是嫘祖的姓。最后，东汉应劭《风俗通义·姓氏篇》说："方，方雷氏之后也。"宋代邓名世《古今姓氏书辨证》说："雷姓出自古诸侯方雷氏之后，以国为氏，后单姓雷。"河南省侨务办出版的《根在河南》一书说："相传炎帝九世孙方雷氏因战功被黄帝封于方山（今河南禹州市西北方山镇一带），建立诸侯国。子孙以国为氏，称方雷氏。后分为两支，一支姓方，一支姓雷。"这些文献不仅交代了方姓和雷姓的起源，而且还明确指出了它们的源头之地就是方山镇。

有关专家认为确定嫘祖故里"西陵"历史地望应具备三个条件：第一，该地不仅在黄帝的活动地域范围之内，而且就在黄帝故里附近。第二，该地不仅在年代上、规模上有足以代表黄帝时期"西陵氏"部落的文化遗址，而且在文化内涵上透析出人工养蚕，缫丝织绸的信息。第三，该地在全新世中期不仅有"桑树""野蚕"广泛分布，而且在进入历史时期以后，这里的人民仍有栽桑育蚕、缫丝织绸的传统，有祀奉嫘祖的习俗。或者至今该地还有与嫘祖养蚕的不少传说。

针对专家提出的三个条件，学者将它们与方山镇的特点进行了对照。

其一，方山镇在禹州西北部，与登封市接壤，位于黄帝故里新郑的西方，方山属箕山山系，与具茨山系搭界。该地离新郑很近，既在黄帝故里附近又是黄帝的活动地域范围，所以符合第一个条件。

其二，方山镇是方雷氏之国的所在地。方雷氏是黄帝时代的重要方国，炎帝九世孙方雷氏因战功被黄帝封在此处。黄帝的元妃就是方雷氏部落的女儿，生子青阳。方雷氏部落的族人以国为氏，又分为方氏部落和雷氏部落。这里有黄帝活动的重要遗址——崆峒山，山上有黄帝问道处——得道庵，还有广成子墓、广成子庙和崆峒观、逍遥观等。这里还有不少仰韶中晚期到龙山早期的古文化遗址，比如15万平方米的阎寨遗址、10万多平方米的谷水河遗址等，既有石器、骨器、陶器，也有排列整齐的房基、墓葬，更有代表纺织信息的器物陶纺轮，以及陶器上的方格纹、方格斜纹等纹饰。应该说这些方面也符合上面所说的第二个条件。

其三，禹州养蚕历史悠久。这里历史上桑林遍布，为养蚕提供了优良的自然条件。在商代，这里就是著名的桑林所在地。三峰山西峰《汤王庙碑记略》云："史言汤有七年之旱，祷雨桑林，以六事自责而民得苏。"传说商代开国之君成汤灭夏之后，天大旱，整整七年颗粒无收。汤于是亲自在桑林中祈求降雨，他说："我一人有罪不要殃及百姓，若百姓有罪，也由我一人承担，莫要因为一人触犯了上天，而使鬼神做出伤害百姓性命的事来。"不久之后，天降甘霖。禹州人吕不韦所著的《吕氏春秋》已经有采桑的记载："先氏女子采桑，得婴儿于空桑之中，献之其君居。"清光绪三十年（1904年），知州曹广权为发展养蚕，还专门写了《推广种橡树育山蚕说》一书，鼓励人们植橡养蚕。近现代当地人养蚕更多，不仅广种湖桑，还育有桑蚕、柞蚕、蓖麻蚕等。这也比较符合上面所说的第三个条件。

从姓氏来源来看，历代姓氏书籍都认为嫘祖即西陵氏，西陵氏属于方雷氏之国，该国封于方山。

（1）方。

从方氏来源来看，历代姓氏书籍都认为方姓源于方雷氏，方雷氏封于方山，方为西陵氏之姓，嫘祖为西陵氏。清代张澍《姓氏寻源·卷十六》有如下记载：

方氏《风俗通》云："方氏，方雷氏之后。"《广韵》云："周大夫方叔之后，以字为氏。"……《庄子》："黄帝臣方明为御。"《古今人表》："尧时有方回，与舜为友。"《九微志》："周武王时方辅隐庐山，是方姓不始方叔矣。"《宋文宪方氏谱序》云："方氏出于榆冈，榆冈之子曰雷，封于方山，后人因以方为氏，比他姓为最先。黄帝有方明，在七圣之列，其后有回，为舜友。周宣王时，方叔食邑于洛，故世望于河南。西汉末，王莽将篡，司马府长史方纮官于吴中，避歆之东乡，因家焉。《齐东野语》方姓改为万者，宋之方岳是也。"

（2）雷。

《古今姓氏书辩证》说，雷姓"出自古诸侯国方雷氏之后，以国为氏，后单姓雷。"在古代，"雷""櫑""礧""儽""嫘""縲"等字俱通用。

（3）嫘。

《元和姓纂》说："西陵氏女嫘祖为黄帝正妃。后世以嫘为姓。"

2. 方雷氏

从方氏族谱来看，历代重要族谱都认为方姓源于方雷氏，方雷氏封于方山，嫘祖系西陵氏之女。晋方藏《方氏历代谱牒序》记述："方氏之祖，本从神农氏八代孙帝榆冈。因蚩尤作乱，太子雷及弟实与轩辕避蚩尤于姬水之上，雷推位与轩辕，起兵克复蚩尤于涿鹿。厥后雷为左相，封于方山，实为右相，封于房陵，遂因封受姓。"唐代汪行忠《进方氏历代仕宦叙》记述："昭得方氏之先，实神农氏八代孙帝榆冈之太子雷，因蚩尤作乱，与弟实同轩辕避地于姬水之上，即姬地起兵，握先帝旧日兵符，削平蚩尤，天下大定。雷合绍父榆冈帝之位，推而不就，让与轩辕，尊号黄帝。雷为左相，封于方山，因称方氏；实为右相，封于房陵，因称房氏。"唐代《奉敕修方氏宗谱序》记述："后徵雷为左相，封于方山，因称方氏；实为右相，封于房陵，因称房氏。"宋代文天祥《方氏老谱序》记述："方族肇封方山袭爵，帝后方雷后衍方回为舜友……"明代宋濂《方氏族谱序》记述："按方氏出自方雷氏。方雷者，西陵氏女，黄帝之正妃，是为嫘祖。或曰榆冈之子曰雷，封于方山，后人因以方为氏。"《歙淳方氏柳山真应庙会宗通谱·原始世系》记述："（雷公）为冈帝之子，轩辕之相，子列七圣，女作正妃。"浙江淳安《方氏宗谱外集·卷之三·世系》记述："帝以雷始居于西陵，因命为西陵氏，后封方山，因赐姓方……"

根据方氏族谱，武昌方长江推断：第一，方嫘祖于中华有两大贡献：教民植桑、养蚕、织丝；生昌意、青阳。第二，清代张澍以《史记》为据，认定嫘祖与傫祖是同一人，姓方。第三，方雷不是一个人，而是西陵氏族的族名。第四，黄帝"娶西陵氏之女"为正妃，此举不凡；西陵氏之女的出身、血缘不凡；西陵氏之女嫘祖给黄帝"生二子，其后皆有天下"，不凡。说明在太史公心目中，嫘祖为西陵氏血族炎帝裔之女是明确的。然而炎帝已废，言之有讳，若言方（氏）女，则不能突出"三不凡"，故曰"西陵"。故嫘祖姓方。

综上所述，黄帝正妃嫘祖为西陵氏之女，西陵氏起于方山，方山在禹州境内，今为方山镇。这里属于五千年前轩辕黄帝的活动范围，离黄帝故里新郑近在咫尺；这里的黄帝时期遗址，无论是从年代上还是从规模上都能够足以代表西陵氏部落，在文化内涵上也透露出人工养蚕、缫丝织绸的信息；这里历史上桑树密布，并且有养蚕织绸的悠久历史。同时历代姓氏著作和方氏宗谱也都证明了嫘祖是西陵氏之女，西陵国在禹州方山。

（三）具茨山与《黄帝内经》的联系

《黄帝内经》分《灵枢》《素问》两部分，起源于轩辕黄帝，后又经医家、医学理论家联合增补，发展创作。一般认为《黄帝内经》结集成书于春秋战国时期。在以黄帝与岐伯、雷公等对话、问答的形式阐述病机病理的同时，主张不治已病治未病，同时主张养生、摄生、益寿、延年，被誉为中国传统医学四大经典著作之一（《黄帝内经》《难经》《伤寒杂病论》《神农本草经》），是我国医学宝库中现存成书最早，研究人的生理学、病理学、诊断学、治疗原则和药物学的一部医学巨著，在理论上建立了中医学上的"阴阳五行学说""脉象学说""藏象学说"等重要学说。

《黄帝内经》是中国现存最早的中医理论专著，成书之后，经秦汉时期增补充实，最后定为《灵枢》《素问》两大部分，各9卷，共162篇。《黄帝内经》是中国古人关于天地和生命规律认识的大百科全书，以阐述生命规律和医疗理法为中心，全面系统地概述了关于天体运行的阴阳规律（宇宙学说），关于地上万物生成的五行规律（生物演化说），将阴阳五行规律应用到人体上，认识到人体结构和机制、病理和病因的各种现象和规律，提出了系统的养生、治病的理论和方法，是中医学的元始经典，被奉为我国医学的渊薮。

（四）具茨山与鬼臾区的联系

禹州市北大鸿寨位于浅井镇具茨山腹地的一座山峰之巅，相传是轩辕黄帝时期的大将大鸿当年大战蚩尤时屯兵扎寨的地方，"大鸿寨"也因此而得名。大鸿寨海拔1156米，山脉东西横亘，群峰相连，山势险峻，阴（北）坡为悬崖绝壁，是天然的军事屏障，阳（南）坡山峦起伏，易守难攻。

《禹州志》记载，北大鸿寨自古就是兵家必争之地，春秋时期的晋楚、楚郑争霸和战国时期的郑韩、秦韩交兵就在这个地方。

大鸿就是鬼臾区，又称鬼容区，号大鸿。鬼臾区既是轩辕黄帝将臣，也是位大医家，曾佐黄帝发明五行。《史记·孝武本纪》曰："黄帝得宝鼎宛朐，问于鬼臾区。区对曰：'帝得宝鼎神策，是岁己酉朔旦冬至，得天之纪，终而复始。'"《汉书·艺文志·兵阴阳》有《鬼容区》三篇，颜师古注曰："即鬼臾区也。"

《素问·天元纪大论篇》介绍的是鬼臾区回答黄帝关于运气学说的一些重要提问。由此可见，古人认为鬼臾区为运气学之祖，其学术地位仅次于岐伯。

（五）具茨山与《雷公炮炙论》的联系

雷公，是方雷邝氏的始祖。雷公本姓姜，字天震，是中华民族的始祖之一——炎帝的八世孙榆罔之长子。《书洪范》说："雷于天地为长子。"雷公是黄帝之后嫘祖的父亲，原居雷泽（今濮阳和山东菏泽一带）。因"佐黄帝（伐蚩尤）有功，封方山"，称方雷。他的后裔一部分以方为姓；另一部分以雷为姓；南宋时，在江南的方殷符的第五子方廷英之长子方以平改为邝姓。这就叫"方、雷、邝三姓同源，皆来自雷公"。

雷公相传为黄帝众多懂医学的臣子之一。他精于针灸，通九针六十篇。《黄帝内经》中的"著至教论""示从容论""疏五过论""征四失论"等多篇，都是以黄帝与雷公讨论医药问题的形式写成的。历史上托名雷公的医学著作有《雷公药对》。《黄帝内经·素问·著至教论篇第七十五》："黄帝坐明堂，召雷公而问之曰：'子知医之道乎？'雷公对曰：'诵而颇能解，解而未能别，别而未能明，明而未能彰。足以治群僚。'"雷公在关于针灸的论述上与黄帝讨论了"凡刺之理"，以及望面色而诊断疾病的理论。

雷公因为是医药之圣，后人多托他之名著作医书。

古代中医药学经典著作《雷公炮炙论》由南北朝刘宋时期雷教所撰，约撰于 5 世纪，此书为我国最早的中药炮制学专著，原载药物 300 种，每药先述药材性状及与易混品种区别要点，别其真伪优劣，是中药鉴定学的重要文献。《雷公炮炙论》也是中国最早的制药专著。《雷公炮炙论》三卷，书中称制药为修事、修治、修合等，记述净选、粉碎、切制、干燥、水制、火制、加辅料制等法，对净选药材的特殊要求亦有详细论述，如当归分头、身、尾；远志、麦冬去心等，其中有些方法至今仍被制药业所采用，此书对后世影响极大。还有以雷公冠于书名之首的《雷公炮制药性解》《新刊雷公炮制便览》《雷公炮炙十七法》等。

历代医家常以"雷公"二字冠于书名之首，反映出人们对雷氏制药法的重视与尊奉。

二、具茨山与药王孙思邈的联系

孙思邈（581—682），京兆华原人，唐代著名的医药学家，被后人尊称为"药王"。

孙思邈自幼多病，年少立志读遍经史及百家著作，尤热衷医学知识。青年时期即开始行医乡里，并能取得良好的治疗效果。孙思邈以毕生精力撰成了医学著作《千金要方》和《千金翼方》。

（一）孙思邈在具茨山的典故

孙思邈在具茨山采药，踏遍了山山水水，留下了很多传说故事。

1. 阿是穴的传说

一天上午，孙思邈正在屋里编写《千金要方》，突然有一个乡邻急匆匆地走了进来："孙先生，昨天我去逍遥观，见李道士的病越来越重啦！已经疼得昏死过几次，看样子活不长了。他吃了许多药，也扎过许多次针灸，仍然疼得厉害。他很想请您去治一治，只是他太穷，怕付不起诊金呀！"孙思邈听后，毫不迟疑地说："我现在就去给他看看。"那人问："逍遥观离这儿足有三十里路，尽是羊肠小道，还要翻两座山、三条沟，您是上了年纪的人，能走得动吗？"孙思邈毫不犹豫地说："我年纪虽然大了，但身板还硬朗着呢！"孙思邈备好银针，背起药囊，拄上拐杖，就上路了。黄昏时分，孙思邈终于赶到了逍遥观，在一间茅舍里找到了李道士。

李道士躺在一张破席子上，昏迷不醒。经过孙思邈的竭力抢救，李道士终于在半夜清醒过来。他看见一位白发苍苍的老翁在为自己治病，又惊又喜又感动，想坐起来道谢，谁知身体稍微一动就又刀割一样地疼了起来。孙思邈连忙扶他躺下，并说："只要止住了疼，再吃几剂汤药，病就会好起来的。"说着，他又给李道士扎了止痛针。银针拔出来后，李道士还是疼得大声呻吟，孙思邈另选穴位又扎了针，仍然没有见效。他一个又一个地扎着古医书中记载的能止疼的穴位，能用的穴位都扎过了，疼痛还是没有能止住。孙思邈心想：人体上的穴位难道只有古书中写的这些，就没有别的吗？

孙思邈想了一阵，问李道士哪儿最疼。李道士疼得有气无力地说："左……左……左……腿。"孙思邈于是选中李道士左腿的一个部位，用拇指轻轻地按了下去，问："是不是这儿？"李道士摇了摇头。孙思邈耐心地又按了好几处，李道士一直在摇头。当他按到膝关节左上方一个部位时，李道士突然叫了起来："阿——是——是这儿！"孙思邈于是就将银针从那里扎了下去。李道士痛苦的面容终于舒展了，他抹了抹满头的大汗说："先生，您这一针可真灵呀！针一扎进去，我浑身一麻，就不疼啦！"他抬头瞧了瞧扎针的部位，好奇地问："先生，这叫啥穴呀？怎么针一扎进去疼就止住了呢？"孙思邈额头上深深的皱纹展开了，眼睛眯成了两条缝。他笑哈哈地说："你刚才不是说'阿——是——'吗？咱就叫'阿是穴'吧！"孙思邈所创以痛取位的"阿是穴"（又称"不定穴"），是他对发展针灸学的一大贡献，千余年来已被无数针灸学者所验证和肯定。

后来，孙思邈总结出人的全身有 649 个穴位，其中 300 对穴（就是在身体的左右两边各有一个穴位，名称相同，位置相对），49 个单穴（位于身体的前后中线）。

2. 抓药的由来

我们知道，从前大夫开了药方后，患者才能到药店去抓药。在药店里，司药人员把处方放在柜台上，手里拿着戥子，到身后的药柜上一个个格子里的小抽屉里去抓药。如果是位老药工，他一看是几克，在小格里用手一撮，用戥子一称，准是几克。人常说熟能生巧，这种过硬本领是靠成年累月的抓药实践练出来的。提起抓药，还有一段动听的小故事。孙思邈在禹州不但行医，还经常到乡间、山区采药挖药，无论走到哪里，只要有好的药材，他就不畏艰险地去采挖，或翻山越岭深入森林，或穿越河川峡谷攀登悬崖绝壁，由于采挖之药性味功用不同，不能混杂放在一起。为了便于分类放置和使用，他就特意做了一个围身，在围身上缝制了许多小口袋，凡采到一种药材，就装到一个小口袋里，这样使用起来就方便多了。这种分类放置的方法，很方便回家整理和使用。

相传，一天下午，孙思邈从大鸿寨采药归来，见到一名男子背着一名女子，女子不停地痛苦叫唤。孙思邈忙询问情况，原来二人是夫妻，女子不小心崴了脚，脚很疼。孙思邈便让那名男子将女子放在地上，孙思邈手摸着那女子的脚查看，女子大声喊疼。孙思邈检查后，发现女子的脚没有骨折，仅仅是脱臼了，便拿出银针向女子的腿上足三里、三阴交穴上扎去，女子感觉疼痛稍轻。趁其不注意时，孙思邈用力一拉，再猛地一松，脱臼的踝关节当即复位。然后孙思邈从小口袋中找出伸筋草、桃仁、红花、当归、黄栌、墓头回等，对男子说："将此药用砂锅熬上半个时辰，把药水分三回喝掉，再用药渣泡泡脚，两天后就可以走路了。"男子谢过孙思邈，弯腰扶女子，不料女子按腿直腰抬起头来，头刚巧碰在男子的下巴上，男子"哎呀"二字还没说出口，下巴就掉了。孙思邈回过头来，从兜中找出一绺布条，把双手大拇指缠得厚厚的，让男子靠着树坐下，将拇指伸入男子口中，抠着其下牙床，其他四指托着其下颌，双手用力向下一摁，再向后一推，男子上牙磕在孙思邈的大拇指上。孙思邈让男子张开口，然后将拇指拔出。男子感觉张合自如，感激地说："这法子真好。"这时他才意识到孙思邈的大拇指刚才被自己使劲咬了一口，忙问："你的拇指怎样了？"孙思邈说："不碍事，用布裹着呢。"男子将布解开，看见孙思邈的大拇指上有一道深深的牙痕。

孙思邈就是这样，采药走到哪里，就行医治病到哪里。由于草药分类配伍，所以他总是把需要的药材从围身的小口袋一小撮一小撮地抓出来。他一回又一回、一次又一次地抓，时间长了，人们就把配伍叫作"抓药"，一直沿用至今。因袋子大都在肘下肘后，既装药又抓药，所以人们又把孙思邈的药袋称为"肘后千金"，把孙思邈后来所保留积累的药方称为"肘后千金方"。

孙思邈看病时要用的药很多，不同的药，一兜一兜地堆放着，使用起来很不方便，为了不使药物混杂，更便于分类取药，孙思邈依据围身的小袋子的排列方式，让木匠做起了药柜。药柜由一个个的格子组成，格子里放小抽屉，小抽屉里隔成三四个方格，来放置各种药材。小抽屉的外边写上药的名称，并编成顺口溜记忆。

掌柜的，就是过去掌药柜的人。后来人们称当家的叫"掌柜的"。

3. 金银二花的故事

贞观年间，唐太宗在东都洛阳患病，太医们束手无策，于是太宗急召孙思邈进宫，孙思邈为唐太宗诊过脉象，知道其没有大恙，只是心中焦虑，胸有闷火，一剂药下去就好。谁知一剂下去，并不见起色，又服一剂，仍不见效。唐太宗没有责怪孙思邈，说过一段时间再说。孙思邈心里很不是滋味，只好打点行装回禹州。途经具茨山（禹州浅井镇境内）下，甚感口渴，就向山民讨水，刚走到一家门口，闻到药香，孙思邈进院，见二位村姑正在晾晒当归，孙思邈不由自主地伸手拿起，脱口而出说："好药！"姐妹俩对这位客人很热情，姐姐用黄色花为孙思邈冲了一碗金花茶，妹妹用白色花为孙思邈冲了一碗银花茶，孙思邈每样茶喝一口，觉得味甘清淡，止渴清热，就说："这两种花都可以入药。"姐妹听后笑了起来。姐姐解释说："这两种花是同一种药，刚开时白色，盛开时变黄，它叫金银花，俗称二花。"妹妹说："此药清热败毒，生津止渴，凉血止痢，效用好着呢。半月前俺姐俩去洛阳卖药，刚到时听百姓讲宫里的人买药其实就是白拿药，俺不信，想着新鲜货可卖好价钱，谁知宫里的人要俺们的药，真的只给一点点钱。俺姐俩气不过，就拿假药诳他们，把好药给了百姓。

莫说你，就算是孙思邈也认不出真假药呢，为此连他也治不好万岁爷的病。"孙思邈听罢，恍然大悟，当下"亮明"了自己身份，拜两位村姑为师，跟她们学习采药、制药，了解各种药性。然后，他采了些新鲜药回宫，一剂药就把唐太宗的病治好了。唐太宗接受了他的劝告，要求太监在市场上不得坑害百姓。后来，"药王"以金银花为"君"；甘草、生地、桔梗为"臣"，配制成"甘桔汤"方剂。

4. 猴救药王的故事

有一年春天，孙思邈去禹州西北隅的九里山采药，从山南坡至顶峰，在韩信埋母处上香行礼后，就下到北坡采药，因北坡路陡，孙思邈下了好长时间才找到一平坦处歇脚。刚坐下不久，忽听"扑通"一声，一只小猴子从山崖掉了下来，他赶忙过去抱起来一看，发现小猴子的腰骨摔断了。出于行善积德的本能，他从背篓里取出几样草，用嘴嚼烂，敷在小猴子的患处为其止痛，又从背篓里找出十几样草药，用两块干净的石块捣烂，一口一口喂给小猴子吃，在为其做了简单的接骨手术后，将小猴子放于一个隐蔽之处，找了些小猴子爱吃的野果放在一旁，像告诉病人一样对小猴子说："乖乖歇着，很快就会好的。"小猴子两眼一眨一眨地瞅着孙思邈，好像在说："你真好。"

一晃多年过去了，孙思邈从外地回禹州，走到九里山口，遇到一伙强盗，非要孙思邈留下买路钱，孙思邈说："我是行医的，哪有钱呢？"强盗们说："没钱你就拿命来！"说着就动起手来，这时突然窜出一群猴子，对着这伙强盗乱撕乱咬，强盗们有的鼻子被啃掉了，有的耳朵被咬掉了，有的满脸是伤，有的浑身是血，一会儿就都跑光了。猴子们都蹦到了路边，其中一只猴子向孙思邈眨眼，孙思邈觉得它似曾相识，忽地想起多年前自己在九里山下救猴的事。孙思邈叹曰："猴有人性，人何无情！"

5. 悬壶济世的故事

孙思邈在具茨山居住，经常到田野、深山中去采挖草药，为了方便，就肩头上扛一把小锄头，锄把上挂一个葫芦，葫芦里装着给人治病的药，以便随时治病救人。他回家后就将锄头竖在门口，有时会记得将葫芦解下，有时一忙忘了取下，葫芦便悬挂在锄把上。

一天，一位老汉找孙思邈看病，问了半天才找到孙思邈的住处，进院后他看到了锄把上悬挂的葫芦，心里想这要是放在门口自己也就不用费时找了，于是就向孙思邈说道："孙先生，我找你家找了半晌也不知道哪个门是，为了下回我来好找，你干脆把那锄头放在大门口吧。一看到葫芦，就知道是您家了。"孙思邈心想也是，就依了他。孙思邈给老汉看完病，对他说："你这一说，我才想到，葫芦的用途大着呢！可用来当菜、入药，还能装物、盛水，有的人还拿它当船用。传说在远古时候，地上闹了一场大洪水。女娲与伏羲兄妹俩趴在一只大葫芦上，才逃过了这一劫。吃葫芦的方法有很多种，可以烧汤，也可以单炒做菜，还可腌制或晒干用。葫芦味甘，性平无毒，能消暑解毒，润肺利便，也是一味中药，越是陈年的葫芦疗效越好。我用葫芦装草药，是因为看到人们用它盛水都不洒，想着它密封得严，肯定也能装草药。起初我采完草药回家后就将药倒出来，怕草药在黑夜受潮坏了，后来有一次忘了，草药在里边放了半个月，还是阴雨天，竟也没坏，这时我才知道太上老君用葫芦装金丹的妙用了。所以有时回来一忙也就不管它了，因为它不透气，草药放里边不碍事。"

老汉高兴地说："那这回可得放在门口不能再动了。"从此，孙思邈家大门口就高悬着葫芦。时间久了，药铺的大门口都效仿孙思邈，在店门前悬挂葫芦；出门行医的、卖药的也都会举着个葫芦，隐意药王在此。因葫芦又称壶，人们称那些举着葫芦的人为"悬壶的"，对其行当美称"悬壶济世"。

6. 孙思邈与屠苏酒

春节是中国人最隆重的传统节日，无论离家多么遥远，在外漂泊的游子都要回家与家人团聚，共同辞旧迎新。除了吃年夜饭、放爆竹外，在古代还有一个习俗，就是全家喝屠苏酒以防瘟疫。唐代韩鄂所著《岁华纪丽》记载，孙思邈认为春节期间是冬春交替时期，万物将要复苏，瘟疫也将盛行。所以他在总结汉末名医华佗经验的基础上，每年腊月将中草药配伍成屠苏酒药料，分送给众乡亲，告诉大家以药泡酒，除夕进饮，来年可以预防瘟疫。孙思邈年年都这样给乡邻送药泡酒，大家就将孙思邈所住的屋称"屠苏屋"。陈延之的《小品方》认为"元旦饮之，辟疫疠一切不正志气"。《本草纲目》也认为该酒有防病作用，如"元旦饮之，避瘟疠"。屠苏酒的主要成分就有桔梗，具体做法是：用桔梗、蜀椒、大黄各五钱七分，菝葜五钱，赤木桂心七钱五分，防风一两，乌头二钱五分，赤小豆十四枚。（钱、分、两均为常见非法定计量单位，1 钱 = 5克，1 分 = 0.5 克，1 两 = 50 克）以三角绛囊盛之，悬挂在井底，除夕之夜取出置于酒中，煎数沸。喝屠苏酒时，"举家向东，从少至长，次第饮之。药渣还投井中，岁饮此水，一世无病"。按照中国的传统习惯，一般饮酒时应该老年人先喝，但屠苏酒却是从年轻人开始，最后才是长者，这是希望老年人返老还童的意思。宋代诗人苏轼《除夜野宿常州城外》诗中，有"但把穷愁博长健，不辞最后饮屠苏"的诗句，巧妙地运用了年长者最后喝屠苏酒的典故，表明自己只要健康，不怕年老的想法。诗人朱望予的《药名元岁诗》，不仅描述了喝屠苏酒的习俗，还用八味中药名描写过年的喜庆景象，诗曰："从容岁事已无忙，果草村肴设小堂。醋酌屠苏倾竹叶，暖煨榾柮带松香。插梅瓶中连翘影，剪烛灯明续断光。白附地砖书彩字，万年长积有余粮。"从一个侧面也说明了屠苏酒在民间的流行。喝屠苏酒的习俗东渡日本后，经过改良流传至今。日本元旦为一年中的第一天，在元旦的早上提来第一桶水称为"新水"，在新水中放入屠苏散，全家人一起喝"屠苏酒"，祈祷平安。喝法也是从年轻人开始，最后才是老年人。现在我国已经很少有人知道过年的来历与习俗，至于屠苏酒就更少有人知道了，祖先创造的文化在别国被保存下来，这很值得我们深思。

（二）孙思邈的医学巨著《千金要方》和《千金翼方》

"人命至重，有贵千金，一方济之，德逾于此"，这是孙思邈的名言，为此其所著书名冠以"千金",有《千金要方》和《千金翼方》。

1.《千金要方》

《千金要方》又称《备急千金要方》《千金方》,是中国古代中医学经典著作之一,唐代孙思邈所著,约成书于永徽三年(652年)。该书集唐代以前诊治经验之大成,对后世医家影响极大。

《千金要方》共30卷,第一卷为总论,内容包括医德、本草、制药等;再后则以临床各科辨证施治为主,计妇科2卷,儿科1卷,五官科1卷,内科15卷(其中10卷按脏腑分述),外科3卷;另有解毒急救2卷,食治养生2卷,脉学1卷及针灸2卷。共计233门,方论5 300首。

《千金要方》总结了唐代以前的医学成就,书中首篇所列的《大医习业》《大医精诚》,是中医学伦理学的基础;其妇科、儿科专卷的论述,奠定了宋代妇科、儿科独立的基础;其治内科病提倡以"五脏六腑为纲,寒热虚实为目",并开创了脏腑分类方剂的先河;其中将飞尸鬼疰(类似肺结核病)归入肺脏证治,提出霍乱因饮食而起,以及对附骨疽(骨关节结核)好发部位的描述、消渴(糖尿病)与痈疽关系的记载,均显示了相当高的认识水平;针灸孔穴主治的论述,为针灸治疗提供了准绳,阿是穴的选用、"同身寸"的提倡,对针灸取穴的准确性颇有帮助。因此,《千金要方》素为后世医学家所重视。《千金要方》还流传至国外,影响深远。

2.《千金翼方》

《千金翼方》全书30卷,计189门。合方、论、法共2 900余首。卷1~4论药物,引录《唐本草》的大部分内容;卷5~6论妇人疾病;卷9~10论述伤寒;卷11论小儿病;卷12~15阐述养生长寿。卷1~15集中体现了古代延年益寿学说同防病、治病相结合之特色;卷16~25论述中风、杂病、疮痈等;卷26~28论针灸;卷29~30为禁经,其中虽有禁咒之术,但亦不乏心理疗法内容。

《千金翼方》系统论述了伤寒六经辨证，在内科杂病、外科疮肿、诊病察色，辨别阴阳表里虚实及治疗技术等方面都提供了宝贵经验。该书与《千金要方》被誉为我国临床医学百科全书，在我国医学史上有深远影响。

三、具茨山与朱橚的联系

朱橚是明太祖朱元璋的第五子，生于1361年，卒于1425年。明太祖洪武三年（1370年）被封为吴王，驻守在凤阳（今安徽省凤阳县）。后改封为周王，洪武十四年（1381年）就藩到开封。其死后谥"定"，后世称周定王。

周定王朱橚一生以具茨山为基地，识药、采药，经过多年努力，编著《救荒本草》《普济方》等中医药学巨著，为人类留下中医宝典。

朱橚年轻时期就具有远大政治抱负，预判治国无望后方才钻研医药。具茨山主峰及阳坡在禹州境内，自远古时期以来就是人类生活的主要地域。历史上有两大医药巨著与禹州具茨山有关，一是《黄帝内经》，它是轩辕黄帝与岐伯、雷公、大鸿等在具茨山生活，识药辨药、研究医理而传于后世的；二是《千金要方》，它是药王孙思邈长期在禹州行医、在具茨山采药而形成范本的。此外，还有《食疗本草》的作者孟诜（汝州人），与当时文学名流卢照邻等在具茨山跟随师父孙思邈采药、辨药，谈天理议医理，在具茨山留下了很多医药典故和历史遗迹。朱橚鉴于历代医药家都在具茨山生活过，认识到具茨山是中原草药宝库，时常来具茨山观察植被、采集样本，后编著了《救荒本草》。他爱药、识药，知道药的价值，也认为具茨山是一块风水宝地，因此花费十多年时光在具茨山筑陵修墓，于1425年死后被葬于具茨山。

朱橚自小就对中医药很有兴趣，认为医药可以救死扶伤，延年益寿。青年时期他就组织一些学者编撰过《保生余录》方书两卷，随后着手方剂学巨著《普剂方》的编著工作。洪武二十二年（1389年），他被流放到云南。在这期间，朱橚对民间的疾苦了解增多，看到当地居民生活环境不好，得病的人很多，缺医少药的情况非常严重，于是组织府上的良医李恒等编写了方便实用、"家传应效"的《袖珍方》一书。洪武二十四年（1391年）年底，朱橚回到开封。他深知编著方书和救荒著作对于民众的重要意义和迫切性，并利用自己特有的政治和经济地位，在开封组织了一批学有专长的学者，如刘醇、滕硕、李恒、瞿佑等，作为研究工作的骨干；召集了一些技法高明的画工和其他方面的辅助人员，组成一个集体，大量收集各种图书资料，打下了"开封周邸图书甲他藩"的坚实基础。他又设立了专门的植物园，种植从民间调查得知的各种野生可食植物，进行观察实验。不难看出他是一个出色的科研工作的领导者和参加者。尽管他在建文初年（1399年）又被流放到云南一次，但他从未间断有关方剂学和救荒植物的研究工作。15世纪初，由他亲自审定，滕硕和刘醇协助编写的《普剂方》编成。永乐四年（1406年），朱橚在本草学上别开生面的《救荒本草》一书刊行。

在朱橚的所有著作中，《救荒本草》可能是成就最突出的。在我国封建社会各朝各代，大体上都是赋税繁重，灾害频繁，劳动人民生活艰苦，常用草根树皮果腹。元代又加上民族压迫极其严重，到明初战乱刚停时，人民尚未得到休养生息，生活更苦，吃糠咽菜成为常事。劳动人民在长期食用野生植物的过程中，积累了不少经验性的知识，亟待总结和提高。另外，我国自古药食同源，本草学的发展也为认识和利用野生植物提供了不少有用的资料和方法。朱橚和他周围的学者们，正是以这些知识为基础编著了《救荒本草》。

具茨山是中原中药材之宝库。那里有地黄、黄芪、黄精、白术、丹参、半夏、柴胡、桔梗、板蓝根、荆芥、远志、连翘、红花、柏枝、甘遂、紫苏等。因禹州地处淮河上游，有些药品被冠以"淮"字，如淮山药、淮地黄；因禹州是药材集散地，有些上等药品被冠以"会"字，如会全虫；因禹州山水土质俱佳，其道地药材被直接冠以"禹"字，如禹白芷、禹白附、禹漏芦、禹南星、禹薄荷、禹粮石、禹二花等。

禹州是中国中医药名人的实践地。褚澄、孙思邈和朱橚等名人大医都曾在禹州大地活动，激励勤劳智慧的禹州人民种植药材、加工药材、经营药材，使中医药在禹州得到传承、发展。

具茨山是禹州的宝山，它是禹州药都的根基，是中原中医药文化的摇篮。

第二部分 具茨山与《黄帝内经》

黄帝文化是口传文化,《黄帝内经》是黄帝文化在春秋战国时期由语言逐渐形成文字的一部分,从现在看也是唯一的一部文字资料,它已是黄帝文化的代表。

《黄帝内经》是黄帝文化的缩影,黄帝文化是世界人类发展的主流文化。研究黄帝文化,只有从《黄帝内经》着手,因为它是唯一的文字依据。

要想知道黄帝文化的根源在哪里、《黄帝内经》的雏形在哪里,我们应迈步进入具茨山寻觅。

黄帝乃人文初祖,黄帝时期人类才进入了文明阶段。这些历史文明贯穿于黄河上下、汇聚于具茨山峰。具茨山上黄帝文化之遗迹遍布禹州、新密、新郑,有逍遥观、清凉台、八卦洞等遗址 200 多处。

具茨山与黄帝和《黄帝内经》的关联由以下论述可证。

一、禹州史志的记载

(一)明朝志的记载

(1)明嘉靖《钧州志卷之一·建制沿革》记载:

钧,古豫州三河之境,黄帝故墟也。

(2)明嘉靖《钧州志·山川》记载:

大仙山,在州西北五十里,轩辕修炼于此。

具茨山,在州北四十里,又名大隗山,《水经注》:"黄帝登此山,升于洪堤,受神芝图于黄盖童子。"今其山有轩辕避暑宫。

崆峒山，在州西北五十里，即黄帝问道于广成子处，有逍遥观。

（二）清朝志的记载

（1）《清顺治禹州志·卷之二·沿革》记载：

禹，豫州外方、三河之境，黄帝故墟也。

（2）《清顺治禹州志·卷之二·山川》记载：

具茨山郡北四十里，一名大隗山。《水经注》："黄帝登此，升于洪堤，受神芝图于黄盖童子。"今其山有轩辕避暑洞。

空同山一名大仙山，郡西北五十里。即黄帝问道于广成子处。山前有大仙观，一名逍遥。

（三）民国志的记载

《民国禹县志校注·卷二上·大事记上》记载：

黄帝立为天子，十九年令行天下，闻广成子在于空同之上，故往见之。曰："我闻吾子达于至道，敢问至道之精？吾欲取天地之精以佐五谷，以养民人。吾又欲官阴阳以遂群生。为之奈何？"广成子曰："而所欲问者，物之质也。而所欲官者，物之残也。自而治天下，云气不待族而雨，草木不待黄而落，日月之光益以荒矣。而佞人之心翦翦者，又奚足以语至道？"黄帝退，捐天下，筑特室，席白茅。闲居三月，复往邀之。

广成子南首而卧，黄帝顺下风膝行而进。再拜稽首而问曰："闻吾子达于至道，敢问治身，奈何而可以长久？"广成子蹶然而起，曰："善哉问乎！来，吾语女（汝，后同）至道。至道之精，窈窈冥冥；至道之极，昏昏默默。无视无听，抱神以静，行将自正。必静必清，无劳女形，无摇女精，乃可以长生。慎女内，闭女外，多知为败，我为女遂于大明之上矣，至彼至阳之原也！为女入于窈冥之门矣，至彼至阴之原也！天地有官，阴阳有藏，慎守女身，物将自壮。我守其一，以处其和，故我修身千二百岁矣，吾形未常衰。"黄帝再拜稽首曰：

"广成子之谓天矣。"

广成子曰："来，余语女。彼其物无穷，而人皆以为终。彼其物无测，而人皆以为有极。得吾道者，上为皇而下为王。失吾道者，上见光而下为土。今夫百昌皆生于土而反于土，故余将去女，入无穷之门以游无极之野。吾与日月参光，吾与天地为常。当我缗乎，远我昏乎？人其尽死，而我独存乎！"

黄帝将见大隗于具茨之山。方明为御，昌寓骖乘，张若、謵朋前马，昆阍、滑稽后车。……适遇牧马童子，问途焉，曰："若知具茨之山乎？"曰："然。""若知大隗之所存乎？"曰："然。"黄帝曰："异哉小童！非徒知具茨之山，又知大隗之所存。请问为天下。"……小童辞，黄帝再问。小童曰："夫为天下者，亦奚以异于牧马者哉！亦去其害马者而已矣。"黄帝再拜稽首，称天师而退。

从明嘉靖《钧州志》到《清顺治禹州志》，皆记载了禹州是黄帝的故居。从《山川志》看，黄帝在具茨山生活，在逍遥观问道与修炼。

《民国禹县志校注》记载得更详细，具体记载了黄帝拜谒广成子的细节，以及黄帝见大隗的故事。

从以上史料分析：禹州具茨山就是黄帝生活的家园，即黄帝之故里。

从《民国禹县志校注·卷九·经籍志》记载看，《黄帝泰素》是韩国诸公子所作，即战国时禹州籍韩国公子们的著作。

二、黄帝与《黄帝内经》

（一）黄帝

黄帝者，少典之子。姓公孙，名曰轩辕。生而神灵，弱而能言，幼而徇齐，长而敦敏，成而聪明。有土德之瑞，故号黄帝。

（选自《史记·五帝本纪第一》）

（二）具茨山与黄帝相关的地名

具茨山，又名大仙山，为何叫大仙山？看看下面的内容你就知道了。

1. 逍遥观

逍遥观游览区位于河南省禹州市浅井镇的崆峒山麓，是轩辕黄帝访上古哲人广成子的发生地。逍遥观为一处道观建筑，内有轩辕黄帝大殿、三皇殿等，是传说中古代轩辕黄帝问道于广成子而成仙得道之地。该观在中华人民共和国成立初期，仍保留有众多的古建筑，其依山就势，错落有致。

《庄子·在宥篇》说，黄帝"闻广成子在于崆峒之上，故往见之"，求问"修德习武"、驾驭诸部落的"至道"。据传广成子是上古时期非常有头脑的"哲人"，居于今禹州城西北 20 千米的崆峒山上。该山东西走向，长 1.5 千米，宽 1千米，岗岭交错，古木叠翠，山水相宜。因此，黄帝暮年，带了元妃嫘祖娘娘，在浅井镇散驾村辞别群臣，散驾登山，再访广成子，退隐逍遥观。这里还留有黄帝"问道处""得道庵"，"广成子庙"和黄帝暮年与广成子在其中修道的"大仙观"。

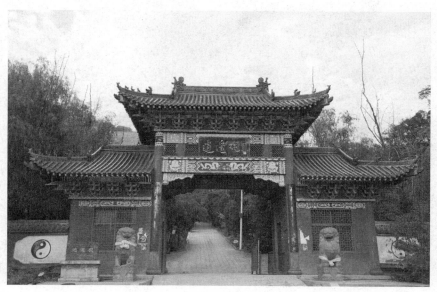

逍遥观

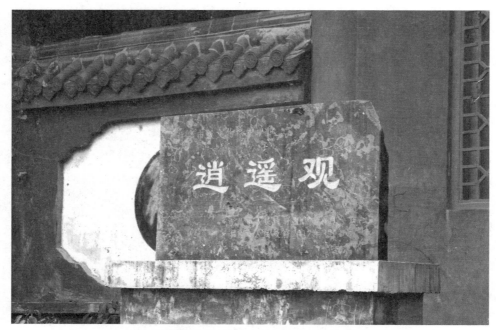

许昌市级文物保护单位逍遥观标识牌

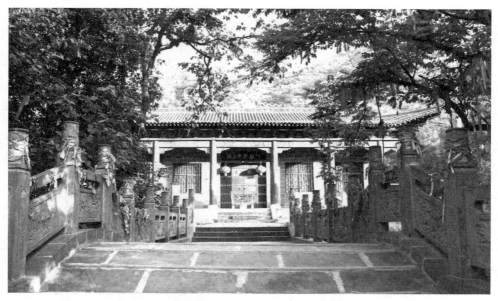

逍遥观内的轩辕黄帝大殿

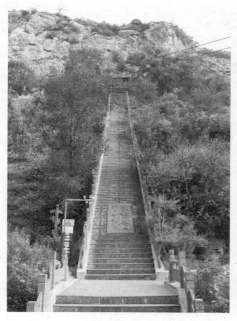

三皇殿前的台阶

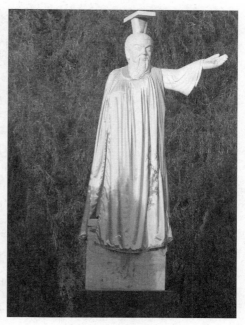

黄帝塑像

2. 岐伯山

岐伯山位于新密市苟堂镇南部，山名代代相传，妇孺皆知。它是黄帝召集天下名医开展医药研究的基地，研创《黄帝内经》的圣地。

岐伯是黄帝时代的医学家、博学家，他善观天地自然，懂音乐，会乐器，才智过人，为给百姓治病疗伤，他四处寻访，遍尝草木，成为精于脉理、名震一时的医家。《路史》记载，黄帝为治天下，西巡访贤，"至岐见岐伯，引载而归，访于治道"。相传岐伯被黄帝拜为天师。

岐伯到有熊之时，正值黄帝九战九败于蚩尤，军队元气大伤，士气低落。岐伯说，励兵鼓气，莫良于乐。乐者，药也。黄帝命岐伯发明了金镯、金铙、号角等许多乐器，作了许多雄壮的乐曲，教出了一支乐队。岐伯指挥演奏，各种乐器之声轻重缓急，时而如仙乐缭绕，时而如巨雷轰顶。可令伤者凝神忘痛，健者勇气倍增。在白寨镇摩旗山，有弹唱沟、乐台庙等黄帝乐院旧址，是岐伯发明音乐鼓舞士气的地方。黄帝得岐伯，乐以鼓气，药以疗伤，全军士气空前高涨，黄帝连战皆捷，斩蚩尤胜炎帝，得胜而归。

黄帝统一天下后，建都于溱洧轩辕丘。此时医治战争创伤，抚慰民生疾苦便成为头等大事。于是他率领岐伯与一批上古名医一起研究医术、探讨医道。

具茨山山高入云，植被丰富，药材多样，山下气候独特，适宜种药，岐伯就选了一座土质肥沃、山泉甘美的山岭引种药材，这座山岭，后来就被称作岐伯山。于是，岐伯山就成为当时的医药基地和医学研究院。

岐伯山上下遍布岐伯遗迹。岐伯洞相传为岐伯旧居。大臣沟因岐伯是黄帝大臣而得名。岐伯泉是岐伯浇灌药苗的水源。晒场因岐伯曾在此晾晒和挑拣中药而得名。花子岭因岐伯在此种植金银花而得名，现在岭上还有野生金银花。张老岭，相传药工张老在此为岐伯种药。山顶上有岐伯墓。墓前有"台子地"，是给药王岐伯唱戏的戏台。台子地前有"条盘地"，是摆放供品的地方。当地村民皆长寿。旧时一年四季还愿、许愿给药王唱戏的人络绎不绝。山下有岐伯庙。历代庙宏客多，香火不断。

岐伯山满山上下皆是野生药材，所到之处，唾手可得，现在能采到的野生药材有丹参、元胡、紫苏、藿香、牛膝、远志等170多种，这是岐伯进行医药实验、研究药性药效的证明。

黄帝与岐伯对医学的探讨一直口口相传，到战国时代被人们整理记录下来，这部书就是《黄帝内经》。《黄帝内经》记述的医家除岐伯外，还有伯高、鬼臾区、少师、少俞、雷公等，皆是当时著名医家。鬼臾区又名大鸿，是黄帝的领军之将，也是一位医家。他佐黄帝"发明五行，详论脉经，究其义理，以为经论"，因屯兵驻守具茨山，遂以岐伯为师，成为岐伯得力助手。与大鸿山相邻的大隗山下有轩辕宫，祀黄帝、岐伯、雷公，奉祀代代沿袭。大鸿山东侧有雷公台。

《黄帝内经》是我国医学宝库中现存成书最早的一部医学典籍，它创立了中国古代的医学理论，成为中医学经典著作之一。因《黄帝内经》为黄帝和岐伯所作，又称"岐黄家言"，中医术又称为岐黄之术，从事中医业者称为"岐黄传人"。

3. 雷公方山

雷公方山虽不在大仙山上，可相距不远。方雷姓是中华民族的古老姓氏之一，禹州是方雷姓氏发源地。方雷氏的祖先雷公一生在禹州这一区域内潜心研究医学，为中医药学的发展和中华民族的繁衍生息做出了不可磨灭的贡献。后世托雷公之名的医药书籍很多，如《雷公炮炙论》《雷公本草集注》《雷公药对》等。此外，还有一些中药材以雷公命名，如雷公藤（卫矛科雷公藤属木质藤本植物）、雷公头（莎草科多年生草本植物莎草的根茎）、雷公蟹和雷公墨（即陨石）等。

《雷公炮炙论》是在魏晋南北朝时期，雷公的后裔雷敩依托雷公之名所著，是我国第一部中药炮制的专著。全书记载了300多种中药的炮制技术，总结了饮片炮制的17种方法，称为"雷公炮制十七法"。其中所列的方法主要有蒸、煮、炒、炙、煅、浸、飞等。其中蒸分为清蒸、酒浸蒸、药汁蒸；煮分为盐水煮、甘草水煮、黑豆汁煮；炙分为蜜炙、酥蜜炙、猪脂炙、药汁涂炙；浸分为盐水浸、蜜水浸、米泔水浸、浆水浸、药汁浸、酒浸、醋浸等，为临床用药的炮制提供了极其重要的宝贵经验，其中的许多炮制方法一直沿用至今。该书是我国古代一部较完整的炮制专著，对后世有着十分重要的影响，明清时期不少有关炮制的专著，都是在该书的影响下著成的。《雷公炮炙论》的主要内容，是对所列各种药物的修治炮制的具体方法，但其中也不乏药物的修治原则，如在自序中就有"凡修合丸药，用蜜只用蜜，用饧只用饧，用糖只用糖，勿交杂用"的说法。书中又说："凡修事诸药等，一一并须专心，勿令交杂，或先熬后煮，或先煮后熬，不得改移，一依法则。"说明当时在制作成药方面的严格操作要求。书中特别重视药物真伪的鉴别方法，要求在使用药物时，要仔细辨认真伪，防止因品种之不同，误用而影响药力和疗效，现举附子一例，即可了解其重视鉴别的认真态度。书中称，附子一药有"乌头、乌喙、天雄、侧子、木鳖子。乌头少有茎苗，长身乌黑，少有傍尖；乌喙皮上苍，有大豆许者……黑如乌铁，宜于文武火中炮令皱折，即劈破用；天雄身全矮，无尖……皮苍色即是，宜炮皱折后，去皮尖……侧子只是附子傍有小颗，附子如枣核者是，宜生用……木鳖子不入药"。这不仅对附子一类药的不同品种做了形态方面的鉴别、炮制的描述，还提到了木鳖子。

4. 大鸿寨

大鸿寨，又名卧佛山，海拔 1 156 米，因黄帝重臣大鸿（即鬼臾区）在此筑寨安民而得名，素有"华夏第一寨"之美誉，拥有"莲城屋脊"、禹州市"众山之祖"之称。传说，大鸿经常在具茨山训练黄帝的军队，后人就把他练兵的山峰称为大鸿山，把他屯兵的地方叫大鸿寨，就是今天浅井镇的大鸿寨村和大鸿寨山。

唐代王冰注《素问》黄帝问于鬼臾区所答"臣积考太始天元册文曰"时指出："鬼臾区（大鸿）十世祖始诵而行之、此太古占候灵文，洎乎伏义之时，已镌诸玉版，命曰册文。"由此可知鬼臾区其人，当系神农氏后相传十世之世医。因此，大鸿寨也有着极深的中医药情结。

5. 始祖山

具茨山的主峰始祖山，又名风后岭或风后顶，海拔793米，相对高度540米，远远望去，好似一尊轩辕黄帝像，伟岸挺拔，眉眼毕现，蔚为壮观，令人肃然起敬。风后岭南坡和东坡为数百米高的悬崖峭壁，奇峰怪石林立，构成高峻雄伟的山岳风景。同时，山坡上丛林密布，果园飘香，山半腰的青岗庙水库，水平如镜，清澈见底，西坡的黑龙潭、玉女池，溪水潺潺，波光潋滟，妩媚动人，形成山、水、泉、林融为一体的秀丽景色。

据传，此峰风景如画，因黄帝臣风后封地而得名，黄帝文化遗迹遍布山野。为古有熊氏的发祥地，具茨山中发现有远古奇异的岩画、壮观的城堡、神秘的石棺墓葬。《史记》载黄帝曾登此山：黄帝登具茨，访大隗，命驾于襄之野，七圣皆迷，无所问途。

（三）《黄帝内经》的内容和意义

《汉书·艺文志·方技略》载有医经、经方、神仙和房中四种中医典籍。其中医经有：《黄帝内经》十八卷，《黄帝外经》三十七卷；《扁鹊内经》九卷，《扁鹊外经》十二卷；《白氏内经》三十八卷，《白氏外经》三十六卷，《白氏旁篇》二十五卷。

除《黄帝内经》外，其他医经均已亡佚。因此，《黄帝内经》便成了现存最早的中医经典了。什么是医经呢？《汉书·艺文志·方技略》指出："医经者，原人血脉、经络、骨髓、阴阳、表里，以起百病之本、死生之分，而用度箴石汤火所施、调百药剂和之所宜。至剂之得，犹磁石取铁，以物相使，拙者失理、以愈为剧，以生为死。"这就是说：医经是根据人身的血脉、经络、骨髓、阴阳、表里等情状，用以阐发百病的根源、生死的界线，而度用适当的针灸汤药等治疗方法及如何调制各种适宜的药剂。最好的药剂之功能就像磁石取铁一样取得立竿见影的效果。不高明的医者违反医学理论，致使当愈者反剧，当生者反死。简言之，医经就是阐发人体生理、病理、诊断、治疗和预防等医学理论之著作。所以称之为"经"，是因为它很重要。古人把具有一定法则、一般必须学习的重要书籍称为"经"，如儒家的"六经"，老子的《道德经》及浅显的《三字经》之类。所以称"内经"，是与"外经"相对为言而已。

1.《黄帝内经》的内容

《黄帝内经》是一本综合性的医书，是中国现存最早的医学典籍，对后世中医学理论的发展奠定有深远的影响。

它约成书于春秋战国至秦汉时期，在东汉至隋唐时期仍继续修订和补充，包括《素问》和《灵枢》两部分，其基本素材来源于中国古人对生命现象的长期观察、大量的临床实践及简单的解剖学知识。

《黄帝内经》可以用三个"第一"来概括：《黄帝内经》是第一部关于生命的百科全书。《黄帝内经》是第一部中医理论经典。《黄帝内经》是第一部养生宝典。《黄帝内经》有一个非常重要的思想即"治未病"。《黄帝内经》中说："不治已病治未病，不治已乱治未乱。"

2.《黄帝内经》的伟大意义

《黄帝内经》作为中国传统文化的经典之作，不仅仅是一部经典的中医名著，更是一部博大精深的文化巨著，以生命为中心，从宏观角度论述了天、地、人之间的相互联系，讨论和分析了医学科学最基本的命题——生命规律，并创建了相应的理论体系和防治疾病的原则和技术，包含着哲学、政治、天文等多个方面学科的丰富知识，是一部围绕生命问题而展开的百科全书。

（1）《黄帝内经》是我国古代文化巨著。

《黄帝内经》全面总结了秦汉以前的医学成就，它的著成标志着中国医学由经验医学上升为理论医学的新阶段。在整体观、矛盾观、经络学、脏象学、病因病机学、养生和预防医学，以及诊断治疗原则等各方面总结了战国以前的医学成就，并为战国以后的中国医学发展提供了理论指导，奠定了坚实的基础，具有深远影响。历代著名医家在理论和实践方面的创新和建树，大多与《黄帝内经》有着密切的关系。

《黄帝内经》在中国医学界有很高地位，后世历代有所成就的医家，无不重视此书。它还曾被译成日、英、德、法等国语言，对世界医学的发展也产生了不可忽视的影响。《黄帝内经》以朴素的唯物主义观点和辩证思想，阐述人与自然，以及生理、解剖、病理、诊断和养生防病治病方面的原则问题，成为中国医学的基石、中医理论体系的源泉、临床各科诊治的依据，被后世奉为"经典医籍"，为学中医者必读之书。它是研究中医学的重要文献，也是中华民族宝贵的文化遗产。作为中国传统医学的理论思想基础及精髓,在中华民族繁衍生息的漫漫历史长河中,它的医学主导作用及贡献功不可没。

《黄帝内经》是古代中医学理论体系的汇集,是一部综合论述中医理论的经典著作。它以古代的解剖知识为基础,以古代的哲学思想为指导,通过对生命现象的长期观察,以及医疗实践的反复验证,由感性到理性,由片断到综合,逐渐发展而成,提出了许多重要的理论原则和学术观点。它不仅奠定了中医学理论体系的基本框架,同时,也为后世中医学的不断完善与向前发展提供了可能。《黄帝内经》一书不仅是当时医学发展水平的最佳见证,同时,也是现代中医学研究发展的可靠基石。

首先,《黄帝内经》一书奠定了人体生理、病理、诊断及治疗的认识基础。其基本素材来源于中国古人对生命现象的长期观察、大量的临床实践及简单的解剖学知识。如"饮入于胃,游溢精气,上输于脾,脾气散精,上归于肺,通调水道,下输膀胱"(《素问·经脉别论》)及"膀胱者,州都之官,津液藏焉,气化则能出矣"(《素问·灵兰秘典论》)的记载,是对人体水液代谢过程的形象描述,成为后世治疗水肿病从肺、脾、肾三脏入手的理论基础。现代治疗肾源性水肿、心源性水肿多从调治肺、脾、肾入手,其理论来源显然出自《黄帝内经》。再如,"膏粱之变,足生大丁,受如持虚"(《素问·生气通天论》),是指过食膏粱厚味容易使人罹患疔疮类疾病。从现代临床来看,糖尿病足的发生、痛风病的关节肿痛,其发病无一不与过食肥甘厚味有着密切的关系。再如,《素问·五藏别论》中"气口独为五脏主"的观点,即为后世"诊脉独取寸口"的滥觞;《素问·五常政大论》中"大毒治病,十去其六;常毒治病,十去其七;小毒治病,十去其八;无毒治病,十去其九。谷肉果菜,食养尽之。无使过之,伤其正也"的劝诫,成为中医临床遣药用方、养生防病一贯遵守的至理名言。

除此而外,《黄帝内经》一书中还有许多与人体健康有关的其他内容,涉及养生、预防、针灸、调摄等诸多方面，至今都在有效地指导着人们的防病治病。特别是其中的"治未病"思想，在当前生物—心理—社会医学模式下，更为世人关注和瞩目。

《黄帝内经》的理论对于现代中医临床仍然具有非常重要的指导意义。《黄帝内经》成书距现在虽然已有2 000多年，但人类个体自身的生理功能及病理变化并未发生多大的改变。按照《黄帝内经》的理论，如果肺、心、脾、肝、肾的功能完全正常，一身气血周流畅通、运行无阻，人体就不会生病。《黄帝内经》所确立的独特养生防病视角，决定了它不仅为保障人民健康、繁衍中华民族做出了巨大贡献，而且，还将一如既往地继续为人类的健康事业保驾护航。

（2）《黄帝内经》是生命百科全书。

《黄帝内经》是现存的第一部中医理论经典。中医学作为一个学术体系的形成，是从《黄帝内经》开始的，所以《黄帝内经》被公认为中医学的奠基之作。

《黄帝内经》是第一部养生宝典。《黄帝内经》中讲到了怎样治病，但更重要的是讲了怎样不得病，怎样使人在不吃药的情况下就能够健康、长寿。《黄帝内经》有一个非常重要的思想——"治未病"。《黄帝内经》中说："不治已病治未病，不治已乱治未乱。"

《黄帝内经》是第一部关于生命的百科全书。《黄帝内经》以生命为中心，讲述了医学、天文学、地理学、心理学、社会学、哲学、历史等学科的知识，是一部围绕生命问题而展开的百科全书。国学的核心实际上就是生命哲学，《黄帝内经》就是以黄帝的名字命名的、影响巨大的国学经典。

（3）《黄帝内经》富含道德哲理。

《黄帝内经》蕴藏了很多哲理，譬如对人才管理的启示等。《黄帝内经》主张以医道、医德尽显人道品德。

德，作为中国古代自然观的重要范畴，其外延已转化为形成天地万物及自然天象运行的客观规律，而人才以内在之"厚德"外化为才学之"载物"，也是一种顺应自然和谐发展的内外统一。《黄帝内经》的问世，使中医的医德有了最早的文字表述和阐释。《黄帝内经》概括和总结了当时医家对医德的认识，形成了较为完善的医德思想，宣告了中医医德理论的诞生。

《黄帝内经》中的医德思想内涵丰富、外延广泛，可以分为医学养生道德、医学预防道德、医学治疗道德和医学护理道德四个方面。人的身、心、行共同构成了生命，三者整合才能使人和谐发展。"德"管的就是心，身心不合，无以"扶正祛邪"，人才的选拔任用，也应该遵循德才兼备、以德为先、与时俱进、和谐发展的准则，这也是现代社会人才选拔任用的标准。

3.《黄帝内经》之名

《黄帝内经》是托名"黄帝"而作，为什么这么说呢？

西汉《淮南子》中说"世俗之人，多尊古而贱今。故为道者，必托之于神农、黄帝，而后能如说"，意思就是，在古代，都有尊古贱今的思维形式，认为凡是一种学说或者学问，必须托名于神农、黄帝这样的权威人士才有一定的权威性。

此类的例子也很多，诸如道家有《黄帝四经》《黄帝铭》《黄帝君臣》，阴阳家有《黄帝泰素》，小说家有《黄帝说》，天文家有《黄帝杂子气》，历谱家有《黄帝五家历》，五行家有《黄帝阴阳》，房中家有《黄帝三王养阳方》，神农家有《黄帝杂子步引》，等等。这些著作都是托名黄帝所作的。

4.《黄帝内经》的成书年代

（1）秦前说。

晋代的皇甫谧，宋代的林亿、高保衡等认为《黄帝内经》成书于先秦时期，因为像《黄帝内经》这样的科学巨著，非通晓智慧的圣贤大智不能为之，必定是黄帝所作。

持这种观点的人还有宋代的邵雍、程颢、司马光、朱熹，明代的桑悦、方以智、方孝孺，清代的魏荔彤等，他们认为《黄帝内经》成书于战国时期。其主要理由是：首先，将《黄帝内经·素问》与同样是战国时代的《周礼》相比较，有许多相同之处，足以充分证明两书是同一时代、同一思想体系的作品。其次，《史记·扁鹊列传》中有关医理的内容，与《黄帝内经·素问》的内容相类似，但却朴素、原始得多，而《史记·仓公列传》中有关医理的内容却比《黄帝内经·素问》有所进步，由此推断，《黄帝内经》应当是扁鹊时代以后、仓公时代之前的作品，也就是战国时代的作品。

清代《四库全书简明目录》进一步肯定了这一说法，因为《四库全书》在中国古代学术界有相当高的地位，这种说法也就被许多人所接受。

（2）西汉说。

关于《黄帝内经》的成书年代，向有争议，至今依然众说纷纭，其中，最主要的三种说法为：黄帝时书、成书于战国及秦汉、汇编成书于西汉。其中，汇编成书于西汉的依据为：西汉末期刘向、刘歆父子奉诏校书，并撰写我国第一部图书分类目录《七略》，其中记载《黄帝内经》18卷。而据史载，李柱国校勘医书的时间，是西汉成帝河平三年（前26年）。由此可见，在西汉末、成帝年间，《黄帝内经》就已成书。至成书的下限，则是李柱国校勘医书的时间。那么，《黄帝内经》成书的上限呢？有人认为，是西汉中期或偏晚，其依据是阴阳五行学说应用于中医学中的时间。

阴阳五行学说形成于战国末期，完善于公元前179年至公元前122年间。而《黄帝内经》接受并应用阴阳五行学说，必然在这个时间段后。再加上《黄帝内经·素问》开篇语"弱而能言，幼而徇齐，长而敦敏"之语，是出自汉武帝太初元年（前104年）至征和二年（前91年）间撰成的《史记》，就足以确定《黄帝内经》成书的上限为西汉中期或偏晚，即公元前104年至公元前91年间。

由以上可见，《黄帝内经》成书于西汉中晚期，具体时间为公元前91年至公元前26年间。

（3）东汉说。

张维波、高也陶、李宏彦所著的《〈黄帝内经〉成书年代解析》提出，《黄帝内经》成书于东汉。

该文有以下观点：①《黄帝内经》的基本内容已经存在于医经七家中，其集成可能是由秦太医令主持，扁鹊等名医参加完成，地点就在秦国的都城咸阳。②以《灵枢》《素问》两部形式构成的《黄帝内经》可能完成于东汉皇室第2次校书活动（110~120年），其物质前提条件是蔡伦造纸术（105年）的发明，以及九针特别是毫针制造技术的成熟。③《黄帝内经》的第1次集成因有扁鹊、秦太医令等医家的参加，其内容以学术为主，主要使用战国时期的语言写成，奠定了《黄帝内经》的基本框架；第2次编纂主要是文字整理和进一步集成，将医经的七部书包括扁鹊医学等内容合成为《灵枢》和《素问》两大部分，并增加了绪论性质的《九针十二原》篇等新内容。

从以上内容分析，《黄帝内经》的形成史也是人类文明进步的发展史。《黄帝内经》由不同时代的人记述整理，就会留下不同时代的载体特征和某些后人的补充注释内容，但五运六气学说和阴阳五行理论这个主轴始终没有变，依然是"黄帝之道也"！

三、《黄帝泰素》与《黄帝内经太素》

汉朝前，易学与医学不分。西汉文学家、经学家、目录学家刘向给予类别划分，但易学与医学在思想内核上都是以"阴阳五行"为基础的。战国时期位于韩国境内的具茨山，仍是当时人们研究黄帝文化的圣地。

《汉书·艺文志》曰："《黄帝泰素》二十篇。六国时韩诸公子所作。"师古曰："刘向《别录》云：'或言韩诸公孙之所作也。'言阴阳五行，以为黄帝之道也，故曰《泰素》。"

（一）《黄帝泰素》对《黄帝内经》的影响

《黄帝泰素》"言阴阳五行，以为黄帝之道"，是阴阳家的代表作，在秦汉之前的战国时期人们都托"黄帝"之名以赋能。《黄帝泰素》"言阴阳五行"，即以阴阳与五行的金木水火土，二者相结合，以解释天人相应的观念和现象。过去"易医不分"，秦汉时期"阴阳五行"进一步渗透医学。后世黄帝医经的《素问》，以及杨上善编撰注解的《黄帝内经太素》，取法于《黄帝泰素》这本阴阳家之书名，"泰"通"太"。而《黄帝内经》亦是建立在阴阳五行理论基础上的医学著作。

由于黄帝时代文字尚在初创阶段，我们现在看到的《黄帝内经》不可能是黄帝时代的原始模样，只能是经后人传述并不断整理补充后的面貌。《四库全书简明目录》在《黄帝素问》条下云："其书云出上古，固未必然，然亦周、秦间人传述旧闻，著之竹帛。"这段话的关键在"传述旧闻"四字，是说原创在周、秦之前。谢观《中国医学源流论》曰："中国自西周以前，本为阴阳五行之世界。"《黄帝内经》是经过了长时间对自然规律和人体生理的观察而渐进整理而成的，有不同时代的痕迹，但始终遵循着五运六气学说和阴阳五行的基础理论。

（二）《黄帝泰素》是《黄帝内经太素》的理论依据

《黄帝泰素》的核心是阴阳五行学说，意在传黄帝之道。

《黄帝内经》的基本理论——阴阳五行学说。阴阳五行学说是我国古代的哲学思想，古代人民经过长期的观察，认识到宇宙间一切事物，都存在着对立统一的两个方面，可以用"阴阳"这两个字来概括，例如日为阳、月为阴，火为阳、水为阴，男为阳、女为阴，气为阳、血为阴，动的为阳、静的为阴，兴奋的为阳、抑制的为阴，功能性的为阳、物质性的为阴，亢进的为阳、衰退的阴，热的为阳、寒的为阴……阴和阳即代表一切事物或现象的相互对立而又统一的矛盾着的两个方面，因此从某些意义上来讲，阴阳学说是符合辩证法的。《黄帝内经》认为："阴阳者，天地之道也，万物之纲纪，变化之父母，生杀之本始……治病必求于本。"要求我们在诊断和治疗疾病上都不能离开阴阳这个"纲纪"。

五行就是木、火、土、金、水。《左传》中说："天生五材，民并用之，废一不可。"这里虽然没有用上"五行"两字，但显然是指木、火、土、金、水五种材料而言，并且说明它们都是人们生活中不可缺少的物质基础，非常朴素，一点也没有神秘的色彩。中国古代医学将五行和人体的五脏相配合，认为肝属木、心属火、脾属土、肺属金、肾属水。用五脏中的一脏和其他四脏的关系，拟五行中的一行对其他四行的关系。例如肝和心、脾、肺、肾之间的关系，是以木和火、土、金、水之间的关系来比拟的。五行学说认为木、火、土、金、水之间有相互推动的作用，就是所谓"五行相生"；同时也有相互制约的作用，这就是所谓"五行相克"。它运用到中国古代医学中，说明了人体内部脏器的联系，即如果处在正常的生理状况下，便是有规律性的活动；如果处在病理的状况下，便是正常规律性的破坏。从而以阴阳五行学说为凭借，成了论证事物和事物之间有联系的概念，具有自发的辩证法思想，是表现在中国古代医学中的朴素唯物主义哲学。

总之，阴阳五行是《黄帝内经》的理论基础和核心，《黄帝泰素》是否是《黄帝内经太素》不去考究，但，《黄帝泰素》应是阴阳五行的标本。

《黄帝内经太素》源于《黄帝泰素》，《黄帝泰素》是阴阳五行之纲，《黄帝内经太素》是阴阳五行在人体上的阐发和解释。

具茨山及周围生活的先贤们，如广成子、大隗、大鸿（鬼臾区）、岐伯、雷公、风后、仓颉，以及常先、力牧、俞跗、少俞等，皆为上古时期的智慧大家，他们对天文、地理、人事通晓。《黄帝内经》不只是黄帝与岐伯、雷公的对话记录，更是古代众多智者的集大成。

具茨山可说是《黄帝内经》的起源地，从以下几个方面推证：首先，禹州历代志书记载"禹，黄帝故墟"，乃黄帝故里。黄帝在逍遥观问道广成子，这是根；其次，逍遥观、大隗山、风后顶、大鸿寨、雷公方山、岐伯山，既是点，又是线。

第三部分　具茨山与药王孙思邈

禹州是中华民族的重要发祥地之一，史称夏邑、颍川、阳翟、钧州。悠久的历史和优越的地理环境，孕育了璀璨的历史文化，因第一个奴隶制王朝——夏朝在这里诞生，享有"华夏第一都"之誉，并以黄帝文化、大禹文化、中医药文化、钧瓷文化和画圣文化而闻名遐迩、驰名中外。古往今来，历代先贤圣医在此行医采药，取得了中医药理论的伟大成就，名商大贾在此坐堂开庄，汇集天下药材，故得"天下药都"之称。在历史的长河中，演绎着中华民族辉煌的文明史和中医药文化发展史，使禹州与中医药有着割舍不断的渊源，自古就有"医到禹州方为妙，药到禹州倍生香"的神奇传说。

"药不到禹州不香，医不拜药王不灵。"这句人们口口相传的俗语，透视了中华大地中医药界对禹州药市的认可和对药王孙思邈的崇敬。禹州药都因药王而兴，药王孙思邈在禹州这块适宜的沃土上绽放了医药之花。

一、禹州是药王孙思邈的主要活动地

孙思邈在禹州的历史遗迹和医药典故很多，如在城北八里岗"一针救两命"，在城东街对张先生实施"葱管导尿术"，在城西关桥头"察药"，以及在禹州流传的悬壶济世、救蛇遇仙、猴救药王、禹密二花、敬德站班、药理世理等的来历……还有"花蕊""杏林""掌柜""抓药""虎撑"等，而这许许多多历史传说的背后，都有一个个世代流传的惟妙惟肖、美丽动听的民间故事。从孙思邈到禹州"一针救两命"时来运转，到发现阿是穴、绘制彩色《明堂三人图》，确定针灸并用、针灸药联用治疗方则；从为生灵治病到不用有生命之药的善良慈悲之举；从大医精诚到千金方成，那些生动的妇孺皆知的历史故事，使禹州人民不忘孙思邈，弘扬药王美德，发展中草药事业，使中草药从零散买卖发展到大宗交易，从单品自采自用到多样汇集成市，从地摊经营扩大到店、堂、行、庄。

二、孙思邈与卢照邻

在《旧唐书·方伎》和《新唐书·隐士》中对孙思邈的记载都不多，其内容大都与卢照邻的《病梨树赋》序中的所述相差不多。因此，考察卢照邻佐证孙思邈，是寻找孙思邈历史资料的重要依据。

《旧唐书·卢照邻传》载：

卢照邻，字升之，幽州范阳人也。年十余岁，就曹宪、王义方授《苍》《雅》及经史，博学善属文。初授邓王府典签，王甚爱重之，曾谓群官曰：'此即寡人相如也！'后拜新都尉。因染风疾（麻风病）去官，处太白山中（约在咸亨三年，即672年），以服饵（服丹）为事。后疾转笃，徙居阳翟之具茨山（为永隆二年，即681年），著《释疾文三歌》《五悲文》等诵。颇有骚人之风，甚为文士所重。照邻既沉痼挛废，不堪其苦，常与亲属执别，随自投颍水而死，时年四十。文集二十卷。

此段叙述了卢照邻染麻风病，辞官迁居阳翟之具茨山（禹州市北十五千米的具茨山），后四肢痉挛，不能忍受其痛苦，投颍水而死。

卢照邻病重为何到禹州？据《旧唐书·孙思邈传》载：

上元元年（674年），（孙思邈）辞疾请归，特赐良马，及鄱阳公主邑司以居焉。当时名士，如宋令文、孟诜、卢照邻等，皆执师资之礼以事焉。思邈尝从幸九成宫，照邻留在其宅。时前庭有梨树，照邻为之赋，其序曰：癸酉（673年）之岁，余卧疾长安广德坊之官舍。父老云：'是鄱阳公主邑司，昔公主未嫁

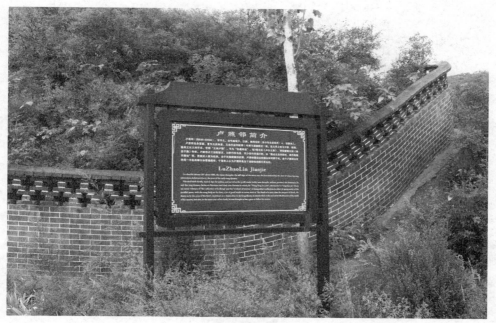

卢照邻简介

而卒，故其邑废。'时有处士孙思邈居之……"照邻有恶疾，医所不能愈，乃问思邈："名医愈疾，其道何如？"……

这段话叙述了卢照邻在太白山病情加重，投孙思邈处，卢照邻作《病梨树赋》，来暗示自己病痛之苦，并问孙思邈名医愈疾之道。

卢照邻在禹州生活期间，写下了《释疾文三歌》和《五悲文》。

释疾文三歌

岁将暮兮欢不再，时已晚兮忧来多。东郊绝此麒麟笔，西山秘此凤凰柯。死去死去今如此，生兮生兮奈汝何。

岁去忧来兮东流水，地久天长兮人共死。明镜羞窥兮向十年，骏马停驱兮几千里。麟兮凤兮，自古吞恨无已。

茨山有薇兮颍水有漪，夷为柏兮秋有实。叔为柳兮春向飞。倏尔而笑，泛沧浪兮不归。

《五悲文·悲今日》（节选）

四悲曰：倾盖若旧，白头如新。尝谓谈过其实，辨而非真。自高枕箕颍，长揖交亲，以蕙兰为九族，以风烟为四邻。朝朝独坐，惟见群峰合沓；年年孤卧，常对古树轮。相吊相哭，则有饥鼯啼夜；相庆相贺，则有好鸟歌春。林麇麇兮多鹿，山苍苍兮少人。时向西溪吸水，或就东岩负薪。百年之中，皆为白骨；千里之外，时见黄尘。

从以上叙述中看出，卢照邻于 673 年投奔于孙思邈门下就医，因病情折磨，心情比较伤悲。孙思邈对卢照邻讲天理与医理、药理与世理，使卢照邻鼓足勇气，经过孙思邈多年的诊治，病情得到控制。

卢照邻为何于 681 年迁至禹州具茨山，也完全是为了治病，他已离不开孙思邈，因为孙思邈在禹州，卢照邻才迁至禹州，也就是说因病之故，孙思邈在哪儿，卢照邻就随之到哪儿。从"徙居阳翟"来看，卢照邻是做了长期居住的打算。为什么卢照邻要长期居禹，原因有两点：一是孙思邈已经长期在禹居住，孙思邈的家就在禹州；二是孙思邈已逾百岁，不会再经常外游，所以购园置宅，做长期居住的打算。

卢照邻为何自投颖水而死？原因有二：一是"不堪其苦"，更重要的一点是无人为其治病。卢照邻于 681 年迁居禹州，他迁居禹州是希望能活下去，能活下去的主要因素是孙思邈可为其治病。不料于 682 年，孙思邈溘然长逝，别卢照邻而去，使卢照邻的希望完全破灭，加之"不堪其苦"，于是自投颖水而死。

卢照邻墓在禹州无梁镇龙门村，墓丘位于一山脉尽处，其下为河流。墓丘高大，巍巍壮观。墓穴下方有一石碑，上面写"许昌市级文物保护单位"，中间写"卢照邻墓"，下面写"许昌市人民政府 2012 年 3 月立"。20 世纪 50 年代前，人们把"卢照邻墓"叫作"卢王坟儿"，当地年长者回忆，过去经常有人上坟烧纸；20 世纪 80 年代后，河南卢氏宗亲协会曾多次前来举办祭拜活动。

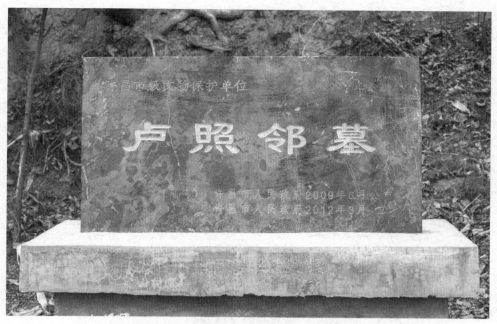

许昌市级文物保护单位卢照邻墓标识牌

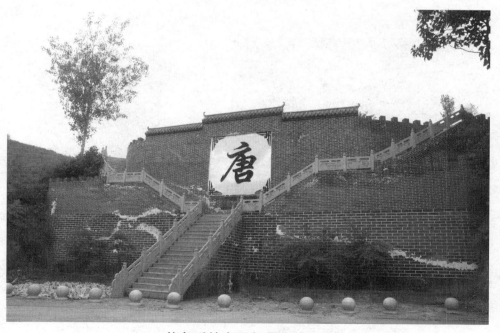

修复后的卢照邻墓墓前建筑

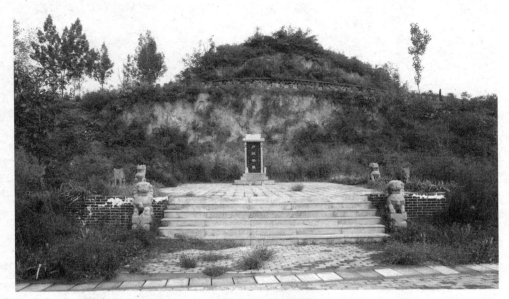

修复后的卢照邻墓

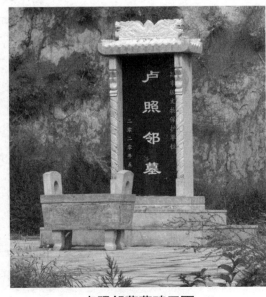

卢照邻墓墓碑正面

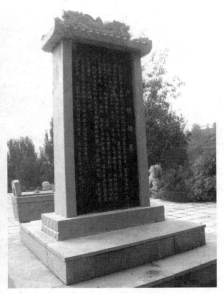

卢照邻墓墓碑背面

墓丘东山是药铺山，墓丘西山顶峰处有老虎洞，墓丘上面为杏林坡，墓丘下面是良泉。

根据卢照邻墓所处村名和周围地名推测，卢照邻生前就在墓穴附近居住，因为这些地名与孙思邈的事迹典故"降龙伏虎""虎守杏林"相吻合。孙思邈"药王"桂冠约兴于清代中期，过去缺医少药，人们为了健康，在道教庙宇里面大都设有药王殿，有条件的地方建立药王庙。药王庙、药王殿中药王的造像一般都是药王"坐虎针龙"塑像。从这些地名和故事联想，卢照邻生活的地方，也应该是孙思邈经常活动的地方。龙门村、老虎洞、药铺山、杏林坡与孙思邈联系太密切了。具茨山中的龙门村，很可能就是孙思邈当年采药种药的居住地。

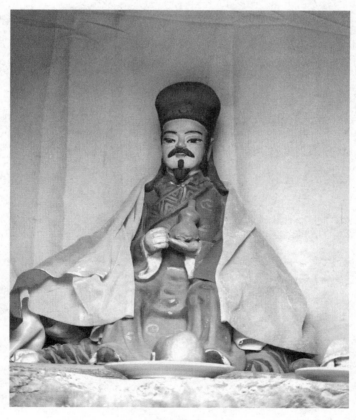

药王坐像

三、孙思邈与孟诜

孟诜（621—713），字号不详，汝州梁县（今河南省汝州市）人。唐代著名学者、医学家、食疗学家。"青年时好医药、养生之术，与名医孙思邈过从甚密。"孟诜精通医药、养生之术，在家居住期间，常去伊阳山里采集草药，按方炮制草药，济世救人。后来他年纪虽大，但力如壮年。有人问他是怎样保养身体的，他说："要想保身养性，必须善言不离口，良药莫离手。"人们听了十分信服。

孟诜的著作《食疗本草》，是世界上现存最早的食疗专著，汇集古代食疗之大成，与现代营养学理论相一致，为我国和世界医学的发展做出了巨大的贡献，被后世誉为世界食疗学的鼻祖。

《新唐书》作者欧阳修等更看重孟诜晚年辞官归乡、固辞不就的品格，把他放到《隐逸传》中，让他在23个隐逸人士中位居第六，与他的老师孙思邈放在一起。

《旧唐书·孙思邈传》记载：上元元年（674年），孙思邈年高有病，恳请返回故里。高宗特赐他良驹等物，还有已故的鄱阳公主的宅邸居住。当时的名士宋令文、孟诜、卢照邻等文学大家都十分尊敬孙思邈，以待师长的礼数来侍奉他。

从孟诜"青年时好医药、养生之术，与名医孙思邈过从甚密"可看出：

第一，孟诜能接触孙思邈的原因是，孟诜家乡汝州离禹州只有几十千米，孟诜在青年时期即仰慕孙思邈，因此前来禹州跟孙思邈学习医术，说明孙思邈已在禹州居住。

第二，孟诜经常与孙思邈见面。孟诜生于621年，青年时期约从641年开始。他经常受教于孙思邈，说明孙思邈常在禹州居住。

第三，孟诜是著名学者、医学家、食疗学家，著有《食疗本草》，说明他受孙思邈的影响很大。

四、孙思邈在禹州的事迹

（一）"一针救两命"的故事

　　传说，孙思邈年轻时医术虽高，但时运不佳，于是便与妻儿东下河南。游罢中岳嵩山，因素闻阳翟（今禹州）出产名贵中药材，他们就前往禹州。三月初六，孙思邈一家走到禹州城北关八里岗，阴雨刚过，道路泥泞，实在难走。孙思邈挑着担，一头是孩子，一头是家当，热得棉袄棉裤没地方放，便顺手搭在扁担上。孙思邈在前边走，妻子在后面跟，一会儿妻子说累得走不动了，得歇一会儿，孙思邈说："闻着馍香了，得快点走。"妻子说："真的走不动了。"孙思邈又说："看见城门了。"走了一会儿妻子又说："你先走你的吧，我是走不动了，俺这脚总有八斤半。"孙思邈回头说："你说啥？"妻子又厉声说："俺这脚总是有八斤半！"这时孙思邈看到扁担上棉絮漏出，原来是搭在扁担上的棉衣表面由于破烂，棉花漏了出来，忽地想起了几年前老道说的"扁担开花，夫人那脚八斤半"之语。孙思邈不顾泥泞，将扁担向箩筐上一放，就坐在上面休息，心想自己可算有出头之日了。孙思邈刚刚坐定，就听见有人哭嚷着从南边走过来，抬头看去，见前面打着白幡，知道是送葬的，便叹了口气。不多会儿，送葬的队伍已经走到面前，孙思邈恍惚看到棺材在往下滴着什么，定神细瞧，竟是鲜血，于是他大声喊道："站住！"送葬的人顿时都愣住了，孙思邈大步走向灵柩，问起原因，一位老太太说棺材里是自己的女儿，因难产而死。孙思邈说："从血色上看，人还未死。"送葬的人群中有人说："你是不是疯子？大白天说什么梦话！天下哪有埋活人的？"孙思邈上前拦住棺材说："你们要是埋死人，我不会多说半句。但要是'埋活人'，我就要多管闲事了。"送葬的人很生气，放下棺材围住了孙思邈。有的说："人死了还能活过来？没听说过。"有的说："你一个过路人，与死者非亲非故，是死人是活人关你啥事！"孙思邈听了，不仅没有生气，反而心平气和地向大家解释说："我是行医看病的郎中，刚才我看到地上的血迹颜色鲜红，知其未死，如果大家不信，请开棺验证。"送葬的人一听都没了主意，最后还是死者的母亲开腔说道："打开棺材看看，说不定还能救俺闺女一命。"老太太让人将棺材打开，孙思邈见一女子躺在柩中，把其脉搏，虽然很弱，但微微跳动。孙思邈将手放于女子鼻处，觉有气息，便从药袋中取出琥珀粉末塞入女子口中，然后用银针分别扎在人中、天突、合谷、中冲、内关、少商等穴上，不一会儿，女子"啊"的一声醒来，由于紧张用力，孩子也顺利出生。孙思邈方才长长出了一口气，他用袖子擦了擦脑门上的汗珠，随手开了一张药方递与女子说："你未到分娩时分，因过于用力致使休克假死，此药止血补阴，连吃10副，每日还需加三顿红糖红枣黑豆汤相辅，满月即好。"又嘱咐其家人好生伺候，避免女子受风寒。送葬的人愣愣地看着、听着，直到孙思邈与妻儿上路时，大家才反应过来。送葬的人急忙脱下孝衣孝帽，感谢神医"一针救两命"，簇拥着孙思邈进入禹州城。从此，孙思邈在禹州扎根行医，登门求医者络绎不绝。

（二）药王祠与药王祠巷

禹州的药王祠很特别，原建在城隍庙内，建筑规格很高，不知建于何时，其老碑已废，现有清光绪创修道房碑记：

光绪己亥，重修药王祠工竣，栋宇焕然佥谓无居者久仍秽芜，爰于大殿东偏创修道房两间，以供洒扫庙宇者居住，不数日即成，共计费钱柒拾余串，诚恐日久忘其由来，特详其筑工之日与花费之数，以昭兹来许云。

	大成元	广发昌	洪顺张
社首	广源澄	隆泰恒	义和嗣
	际盛隆	中和合	保元全

仝立

大清光绪二十五年秋七月中浣谷旦

因为孙思邈长期在禹州行医，在他死后人们为了纪念他，集资在城内西南隅（今禹州市电业局所在地）购地四亩，建造了一座药王祠。祠内大殿有一座塑像，表现的是药王孙思邈坐于虎背之上，右手持针，左手抚摸龙首，为龙王治病的故事。大殿左右两侧各立石碑一通：左边石刻碑文颂药王行医济世功德；右边是敕封孙思邈为"妙应真人"诰词碑。院内有东西厢房，是专供朝拜之人小憩之处。祠内大殿上端为九脊八坡歇山顶，绿色琉璃瓦覆盖的单檐建筑，檐下装饰着仙人、兽形图案，造型逼真，栩栩如生。据传，凡来禹州学医的人，只要到此瞻仰一下"药王"的圣容，给人治病便十治九愈。所以民间流传着"医不拜药王不灵，药不到禹州不香"的说法。

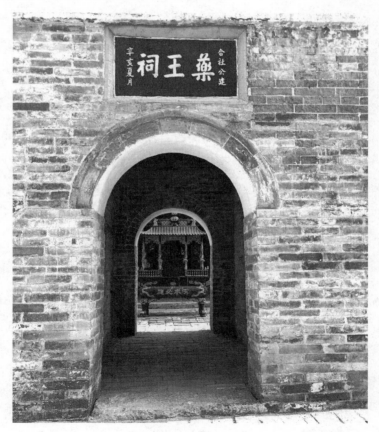

药王祠

药王祠建成后，人们围祠而居，慢慢地形成一条街道，有的经营祭拜的香表，有的经营药材，有的加工药材，逐步形成数百米的街道，现仍叫"药王祠巷"。

药王祠在"文革"期间被毁，现迁址十三帮院内。

千百年来，禹州人民继承了药王"人命至重，有贵千金，一方济之，德逾于此"的教诲，对药材的分装、加工、炮制，精益求精，久负盛名。饮片加工及炮制"因药制宜"，技艺独特，制作精细，在国内久享盛誉，素有"药不到禹州不香，药到禹州倍生香"之说。千百年来，由于悠久的中医药文化和药王孙思邈的影响，禹州药铺林立，汇全国商户，集世界之药，成为"药都"和全国的药材集散地。

（三）孙思邈与神垕钧瓷

钧瓷以其独特的"入窑一色，出窑万彩"的窑变釉彩和神、奇、怪、绝自然形成的纹路和釉画而闻名遐迩，独树一帜。史料记载，神垕钧窑烧制有一种"长寿瓷"，与药王孙思邈有着极深的渊源。孙思邈于唐贞观元年（627年）被召入宫，后时而居京城，时而隐居禹州，101岁时在禹州仙逝。孙思邈经常在神垕一带行医采药，治愈了一位苗姓老窑工的急病，老窑工送给孙思邈一件黑色钧瓷碗，二人成为挚友，经常在一起谈经论道，品茶饮酒，亲如兄弟。一天，孙思邈来找老窑工，见老窑工先捏一撮柴灰，又抓一把石末，后拿一块骨头，分别用戥子称好后放到擂碗中。孙思邈问老窑工："这是干啥哩？"老窑工说："这是在配料，这几种东西混合研细，加水调成糊，涂在坯上，烧制后有光泽，还带颜色。"孙思邈又问："研细后这东西叫啥？"这一下把老窑工给问住了，老窑工说："这东西还没名哩。"孙思邈想了想说："你这捏一把，那抓一把，像攒药一样，用的家伙也与攒药相仿，干脆把配成的这种东西叫'药'吧。"老窑工说："中！"于是他就把研细后的白色糊糊叫作"白药"，黑色糊糊叫作"黑药"。这"药"实际上就是现在所说的"釉"。所以"釉"也叫"药"，在钧瓷场里至今一直沿用这个叫法。唐贞观年间，一位公主突得怪病，请孙思邈医治，公主服药时因药太苦而难以下咽，孙思邈便拿出苗姓老窑工送给他的黑色钧瓷碗，将药倒入钧瓷碗中，片刻药味变香，还有点甜，公主一口气把药喝了下去，并得以痊愈。这个钧瓷碗有此神奇功效，孙思邈也是首次发现。公主病愈后，孙思邈又回到禹州，在行医采药的实践中，他发现用钧瓷罐储存草药，草药会变香。孙思邈把这一发现告诉众人，禹州城里的药铺、药行纷纷购买钧瓷，用于储存草药。后来苗姓老窑工经常与孙思邈在一起探讨钧瓷的养生功效，把"釉"配料中的柴灰改为草药灰，把石末改为矿物质末，并增加了动物药末和介壳类药末，推进了养生钧瓷产业的发展。神垕一带至今流传有"苗姓老窑工烧制的钧瓷神奇，瓷片也珍贵。瓷片研成末，配成药，能治小孩食气"的说法。现在，很多人还纷纷到苗姓老窑工后裔的钧瓷窑去捡瓷片。

（四）孙思邈与龙门村

禹州无梁镇龙门村，位于具茨山中。龙门村四面环山，犹如有两条大巨龙盘旋和若干条小龙环抱，且山外有山，层峦叠嶂，望之似莲花瓣瓣，中间有三座大丘从北向南相排，北高南低。那里有千年葛藤，生长着数百种既可食用又可药用的植物，西距轩辕黄帝修道处逍遥观约 7.5 千米，东离周定王（朱橚）墓 5 千米。

1. 龙门村名的来历传说

据龙门村老党员、老干部李全喜和李仁义两位老先生讲述：有一年天气大旱无雨，百姓心急火燎。玉皇大帝发了慈悲之心，为普救黎民，指令龙王立即腾云驾雾，行风作雨。说来不妙，就在这时龙君喉咙生了恶疮，一时心中焦急，降下狂风暴雨。正在采药的孙思邈向百姓们说："此乃龙王发威，近期必有恶疫流行。"并要求徒弟们备好防疫治病之药，以便急用。龙君在空中听到了孙思邈的话，不觉心中一怔："他必定是位神医，何不趁此机会，请他给我诊治喉症。"它便摇身一变，化为一位老者，来到孙思邈面前。

孙思邈见一老翁前来求医，就在路旁大树下一块石头上，为老翁诊断。孙思邈看这位老翁天庭饱满、地阁方圆、口方鼻正、两耳垂肩、目光炯炯、神态自然，知道来者不凡；又闻到一股特殊气味，也是从他身上散发的，甚为奇异；问他病情，不是摇头就是点头，一会儿指指喉咙，不说一句话，甚为特别。孙思邈只好为其把脉诊断，手触脉搏，起如腾云驾雾，落似翻江倒海。孙思邈慎重地说："这脉不浮不沉、不虚不涩，非人类脉象，你系何物所化？需要显出真形，方能给你治病。"那老翁答道："我乃龙君是也。只因奉了玉皇大帝圣旨，在天空行风作雨，忽然喉内生疫，巧遇先生，特来求医。恐先生受惊，故化作一老翁。"然后老翁摇身一变，显现龙形。孙思邈对龙王说："良药苦口、医人狠手。岐黄之道，旨在利物救命，治病难免痛苦，不能由你性子，一定要忍耐。"龙王听后点头，孙思邈说："你张开龙口让我看看，方能为你诊治。"龙王非常听话，就将口张开，孙思邈抬起左手，扶着龙王喉部，藏于右袖的长针已压于右手掌下，说时迟，那时快，左手变托为掐，右手利针伸出，照准喉头毒疮猛刺过去，银针退至龙口，淤血亦随之喷出数丈，龙王还未反应过来，孙思邈已经将其病治过。孙思邈又用丹药一丸送于龙口，对龙王说："过上几个时辰，就会好些，改日就能饮食。"

过了几天，龙君痊愈，特来拜谢孙思邈，对孙思邈说："您德加异类，为神仙榜样，从今以后，我将永为人类服务。"于是龙王就在孙思邈采药处以身化山为其保驾护航，首尾交接处留一出口，人们称出入口为龙门，所以该村就叫龙门村。

龙门村的左面即药铺山的东边，至今仍然保留着龙王洗脸盆、洗脚盆及老龙潭的传说遗迹。

2. 药王庙

据龙门村老村医王先生讲述：药王庙在龙门村的北面山口处，那里是通往浅井和新郑的必经之路。药王庙仅是一小间房子，里面供奉的主神是药王孙思邈，左、右两边供奉的是扁鹊、华佗、张仲景、葛洪、李时珍等十大名医的牌位，庙虽小但香火不断，每月初一、十五人员稍多。这庙是什么时候出现的并无确切的证据，但听老一辈的人说是很早就有的。真是"山不在高，有仙则名，庙不在大，有神则灵"。

3. 良泉

据龙门村村民尚秋峰说：良泉，位于卢照邻墓下面，其东面是药铺山。孙思邈常年在具茨山采药，发现这一处泉水特别好喝，经过反复使用，发现用此泉水煎熬的药效果更佳，就让人饮用或取回家熬药。孙思邈曾说此处真是一个良泉，为此人们就叫它良泉，其水甘甜，养颜益寿，后来被称为神水。卢照邻跟随孙思邈来到禹州后就在良泉附近置地买田，建院修墓。

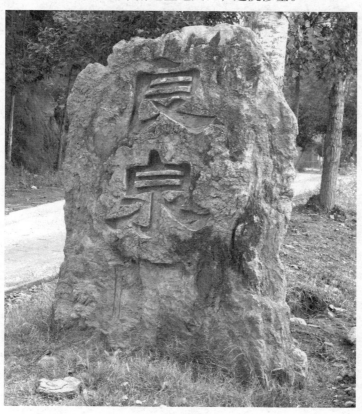

良泉景观石

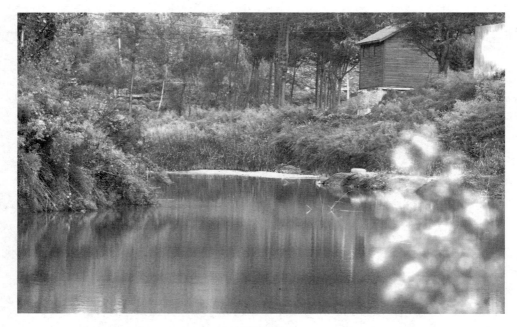

良泉遗址

4.药铺山

据龙门村村民尚秀峰说：药铺山，位于龙门村中央，即现在的大山顶。药铺山是当年孙思邈收集药材的地方。据说很早很早以前这里就是山货、药材的聚散交易大场地。每年从麦收前开始，一直到秋末冬初，经营范围为从春天的花到夏天的叶，从秋天的果到冬天的根。平时十天八天一小会，而在药材收获季节一会都在半个月左右。药铺山下有条河是颍河支流，药材堆积多了，就用船顺河而下运至禹州东的水陆码头货物集散地山货村，再运到全国各地。

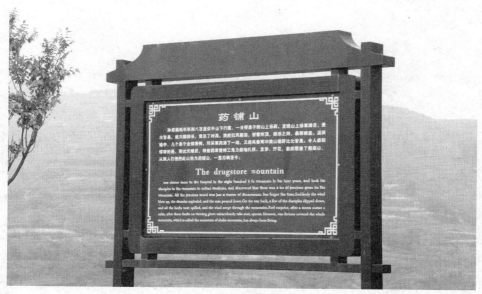

药铺山简介

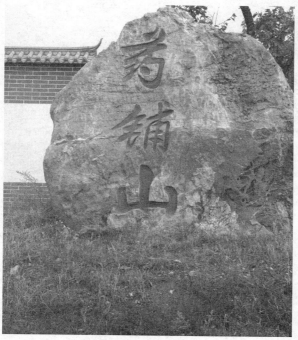

药铺山景观石

5. 药铺闪

据说药铺闪是孙思邈在具茨山采药居住的地方，他不是上山采药就是在家为人看病，人们看病后就在此处抓药，所以叫药铺闪。过去此处有一些房屋，街道很不规则，有几条小巷，还有洞穴、草房、瓦房等。20世纪时人们还能见到"药铺闪"的老牌匾。

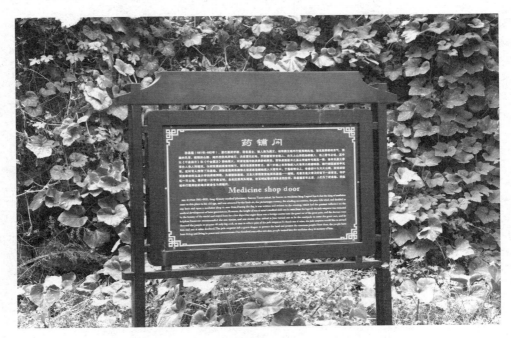

药铺闪简介

6. 千年葛花树

据龙门村老村医王先生讲述：千年葛花树位于龙门村北面，其树藤主干有十多米高，粗处一人抱不过来，枝藤盘根错节，底部之根部分已腐朽空洞，状如化石，冬去春来，仍枝繁叶茂，开花结荚，硕果串串。据说，该树为孙思邈所植，因已逾千年，树冠如伞，5~9月开花，8~10月结果。据王先生说，把葛藤树皮放在瓦上焙干粉碎，用香油拌成膏，治疗耳疮效果极好。

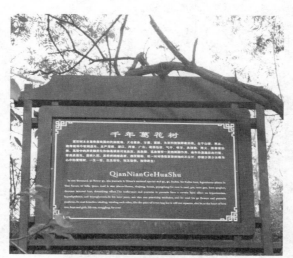

千年葛花树简介

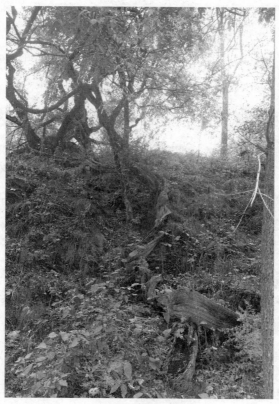

千年葛花树

7. 杏林坡

据龙门村村民讲：杏林坡，过去西山坡杏树满山遍野，粗树几个人都合抱不过来，20 世纪 50~60 年代大炼钢铁时被砍伐，现在大树很少。相传药王孙思邈在东面药铺闲居住，坐堂诊脉给人看病不收钱，病人痊愈后为了感谢药王的恩德，就在西山坡种植一棵杏树，今天一棵，明天一棵，久而久之，山坡上就种满了杏树，后来人们就称此处为杏林坡。

8. 老虎洞

老虎洞位于西山顶，海拔 390 多米，洞深 5~6 米。据老一辈的人讲，从前有一天孙思邈采药归来，忽听门外有惊天动地的叫声，抬头一看，一只斑斓猛虎正向他冲来。孙思邈吓得几乎昏了过去，定了定神，却见那老虎来到门口不曾进屋，只在门外伏下身来，张着大嘴向屋里发出呻吟声。孙思邈看了一会儿，明白了，这老虎来此没有伤人之意，看它那张着嘴和摇头呻吟的样子，肯定是虎口里有病。孙思邈便不害怕了，他上前向虎嘴里一看，果然有一根长长的骨头卡在了虎的上颚处，他顺手摸起身边一只串乡行医时用的铜铃撑住虎口，手伸进去一使劲，把那骨刺拔了下来，那老虎疼得一合嘴，牙齿正好磕在铜铃上，才没有伤着孙思邈的胳膊。所以，后来行医的都把铜铃叫作"虎撑"。老虎为了感恩，就让孙思邈骑在自己身上外出采药，待孙思邈回到家中后，老虎就蹲在门口为孙思邈看门。老虎守门，吓得患者不敢来看病了。孙思邈虽然知道老虎不会伤人但乡亲们并不知道，只要有老虎在，人们就不敢来看病，孙思邈只好让老虎去山上看守杏林，老虎就在山顶找了一处山洞住下，日子久了，大家就称那个山洞为老虎洞。这就是"虎守杏林"典故的由来。

老虎洞洞口状如虎口，老虎洞上面石质斑斓，层层叠叠，宛似虎皮，所到游客无不惊叹不已。

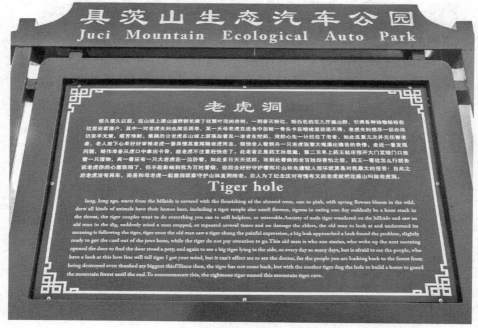

老虎洞简介

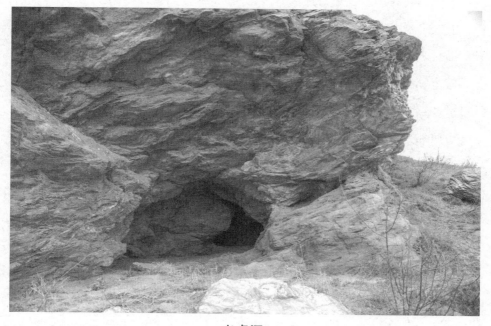

老虎洞

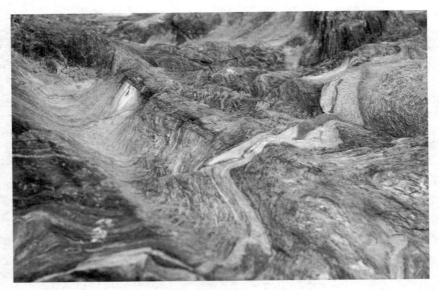

老虎洞洞口的虎皮纹石

9. 孙家南谷堆与孙家坟

据龙门村村民李国斌讲述：龙门村四面环山，中间有三座大丘从北向南相排，北高南低。龙门村村民世代传说北面那座最高的丘叫孙家南谷堆，北面高丘下面百米处是孙家坟。经过道教界人士及堪舆大师考察，认为孙家南谷堆就是一座古冢，应为孙思邈之墓冢。原因有：①北面孙家坟应为孙思邈之后代为孙思邈守墓之人所葬坟茔。②南面之丘是药铺山，山下是孙思邈弟子卢照邻之墓，卢照邻之墓对孙思邈之墓呈仰望之势。③墓冢为土石混合杂土，与周围土质完全不一样。④其符合唐代高处墓葬特点。

孙思邈是道家高人，唐代自然生态没有遭到破坏，具茨山是中原地带动植物资源较为丰富之地，龙门村亦为中州大地气脉较好的宝地，孙思邈选择此处为墓地，也在情理之中。

从历史资料记载，孙思邈于 682 年完成《千金翼方》后陡然而逝，根据当时地理状况和交通运输条件，不要说运尸至外地，即便是运送到山下县城也是较为困难的事情。据说当时孙思邈所采挖和收集的药材，都是靠雨季山间水流运出。

2020年9月26日，药王第48代世孙孙永德率药王门弟子为药王敬立墓碑。自此以后，禹州药王孙思邈医药文化研究会副会长李国欣组织民间医生定期义诊，并发动民众筹措资金，历时两年修整药王墓、建立药王文化广场。

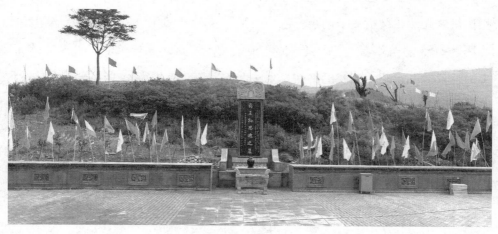

药王墓

五、药王与药都

"医不拜药王不灵，药不到禹州不香。"这是千百年来人们对药王与药都禹州的赞誉。

（一）禹药因"药王"而兴

禹州是中药发祥地之一。从轩辕黄帝时期开始，禹州就与中医药有着割舍不断的渊源，尤其是药王孙思邈来禹州后，犹如花木逢春，绽放了中医药之奇葩。孙思邈是我国历史上第一位深入民间、向群众和同行虚心学习、收集校验秘方的医生，也是第一个倡导建立妇科、儿科的人；他第一个提出"防重于治"的医疗思想，又第一个完整地论述了医德；他是第一个提出"针灸会用，针药兼用"和预防"保健灸法"的人，也是第一个将中医、外国医学结合的人；他第一个创立"阿是穴",又第一个扩大奇穴,选编针灸验方;他第一个提出多样化防治牙病,又第一个提出用复方治病;他第一个用胎盘粉治病,又第一个将美容药推向民间;他第一个用砷剂(雄黄等)治疗疟疾病,又第一个治疗麻风病;他第一个用羊靥(羊甲状腺)治疗甲状腺肿,又第一个用动物肝治眼病;他首创地黄炮制和巴豆去毒炮制方法,又第一个治疗脚气病;他第一个发明手指比量取穴法,又第一个创绘彩色《明堂三人图》;他第一个提出用草药喂牛、使用其奶治病,又第一个提出并成功地将野生药材在家种植;他第一个系统、全面、具体地论述了药物的种植、采集、收藏方法;他编纂了第一部临床医学百科全书《千金要方》。孙思邈创立的"二十四个第一",是对中华医药学乃至世界医药学的重大贡献。禹州这片沃土成就了一代药王,药王的成就奠定了禹州在中医药界不可动摇的"药都"地位。

孙思邈在禹州编写《千金要方》,使最先受益的禹州人体会到了医药价值,认识到了医药与健康的人生密不可分,行医做药有利于己,有益于人,因此,自唐宋始,禹州之药业已有店、铺、堂、馆,亦开始小面积种植药材。到明代,禹州种植药材已形成区域化。从明太祖朱元璋诏令药商云集禹州建立全国性中药材集散地,周定王朱橚《救荒本草》问世,到清乾隆时期形成春、秋、冬三季定期药材交易会,规模之大,范围之广,以至于"内而全国十二省,外越西洋、南洋,东及高丽,北际库伦,皆舟车节转而至"。药材市场的形成,促进了医学的发展。明清之际禹州涌现出三名太医和14位名医,闻名全国。至今,禹州已从区域医药发展到世界范围的交流与融合。

1. 中药材类多质优

禹州市地处伏牛山余脉与豫东平原过渡地带,属暖温带季风气候,四季分明,日照充足,风景秀丽。北部、西部、西南部群山环绕,山前丘岗起伏,中部和东南部平原广阔,全市大小河流50多条,颍河自西向东贯穿全境。全境东西约55千米,南北约47千米,总面积1 472平方千米。特殊的地貌特征,形成了不同的小气候群，为各种天然药用植物生产繁衍形成了良好的生态环境。据禹州药材资源普查，全市有药材品种 1 084 种，隶属 209 个科，其中植物类 769 种，动物类 294 种，矿物类 21 种。全国重点普查的 363 个品种中，禹州有 147 种。河南统一普查的 351 个品种中，禹州有 255 个品种。在这 225 个品种中，家种家养品种 75 种，占 33.3%；野生品种 101 种，占 44.9%；家、野兼有品种 49 种，占 21.8%。历代本草收载的道地药材有禹白芷、禹南星、禹白附子、禹密二花、禹韭、禹漏芦、荆芥、地黄、全虫、禹粮石等。

2. 加工炮制技术精良

药材的汇聚，药行的林立，促使了中药材的分类、炮制、包装、加工工艺的提高。禹州中药材炮制受到了药王和雷公的方法的影响，禹州人对药材的分装、加工、炮制精益求精，久负盛名。传统的制药工具，历经数百年的发展，小到切刀、杵臼、擂碗、碾槽、探针、轧刀，大到药铡、泡药的浸池、蒸药的转锅、煅烧矿物质药物的煅台等应有俱有。此地不仅设备完善，加工技术更是高超。其加工过程在浸、泡、煅、煨、炒、灸、蒸、煮等方面都有独到之处。饮片加工精益求精，一丝不苟，在选、筛、浸、泡、切、灸、包、装、藏的工序上一丝不苟，仅在饮片切制上就分菲薄片、薄片、顶刀片、顺刀片、斜片、盘香片、蝴蝶片，以及厚片、咀、段、丝、块等 18 种形态。切制技巧无法形容，一指甲盖大小的槟榔手工能切出 130 多刀，加工炮制后饮片薄如纸，轻如絮。药材炮制，工艺讲究，程序严密。加工生地黄为熟地黄，要求必须用铜笼经"九蒸九制"；黄精须"九蒸十制"；陈皮润水后打板切制，线细如丝而不易折断；核壳去瓤后，用特制夹板切成鸭嘴形；乳香、没药去油，花椒去籽，巴戟抽筋，远志去骨，柏仁、娄仁制霜等工艺都相当讲究。药材包装要分档，当归要选甘肃岷山背阴坡产的"十只王"为上品；厚朴要选湖北恩施和四川产的土中根皮为上品；昆仑棉芪两头见刀，截头去尾；白芷要选禹州古城镇张堂、钟楼产的独支、皮细、外表黄白色、质坚、粉足、光滑、香气浓郁者为上品；

全虫选禹州鸠山大鸿寨圪垃垛附近野生八腿两夹、色黄、腹内无杂物者为上品；禹白附要选郭连乡张涧、韩楼产的个大、色白、粉性足、嚼之麻辣刺舌者为上品，包装用油纸、木箱封口。

由于加工精细，炮制严谨，在清朝禹州已有"保光清凉散""九天阿胶"等相继问世，驰名中外的"九蒸九制大熟地"，于宣统三年（1911年）在德国万国博览会上获金奖，被列为宫廷贡品。还有九蒸黄精和九蒸槐豆等也非常有名，丸、散、膏、丹等中成药应有尽有，如活血壮筋丹、中风回春丸、梨膏糖、蜜苏丸、一把抓、回春片、肥儿散、小儿惊风丸等。

3. 中药文化氛围浓厚

禹州自明清以来，药行林立，多时达2 000余家。春节之时，药行医铺为庆贺节日，其门联对子大都与药有关：内科多是"金鉴遗风""和缓高风""指下生春"等；外科则是"华佗再现""是乃仁术"等；妇科是"女科圣手""妇科独步"等；儿科是"如保赤子"等；眼科是"瞽目重明"等；针灸科是"十分火候""万病一针"等。对医术全面、声望很高、不计报酬的医生，多分别奉贻"良医良相""医德长河""济世救人""药王复生"之类的颂词。此外，各家各户都要恭请文墨先生作"药对"，贴于门楣之上。诸如讥喻人情世故者的"人参在世为官桂，厚朴传家要细辛"；描写化妆美容者的"青黛画眉红粉涂颊，金钗压发新绛点唇"；形容魁梧英姿者的"大将军骑海马身披山甲，小红娘坐河车头戴银花"；医师寓所题的"手段能医国，丹砂可救民"；药店门首题的"论色彩尽是土里土气毫不惹人眼目，言品格都将赴汤蹈火慷慨为民捐躯"。还有"聚蓄百药，平康兆民""药圃无凡草，松窗有秘方""东启明西长庚南箕北斗谁为摘星子，春芍药夏牡丹秋菊冬梅我是探花郎"等，比比皆是。采药歌更是在实践中创作的中药文化，如《阳春采药歌》中的"正月茵陈二月蒿，三月四月当柴烧；茵陈采收宜细嫩，摘起幼苗梗去掉……蒲公英宜春季采，采时最好花刚开……桑树根皮早春挖，趁鲜洗净泥和沙；纵向皮部刀剖口，除去外皮扎成把……白头翁根宜春采，挖起根茎及时晒，保留头部白茸毛，除去泥土须要卖。"药行掌柜为了让学徒记住药名，创作了巧嵌药名的散文和谜语，散文如"卷柏林里，常山脚下，表碟石畔，柴胡村庄。满山红油菜像一个个红灯笼。牡丹园中，白果树旁，何首乌（屋）里，窗糊防风，中堂悬挂水墨画乌梅，青木香几案，黄柏木方桌……"谜语有"牧童"（牵牛）、"空心树"（木通）、"军师难混"（苦参）、"一江春水向东流"（通大海）、"一枚猬脐四五斤"（沉香）等。有的医药文学中还含有反外来侵略的积极意义。如有一篇记忆中药名的散文这样写道："外梽子洋人侵我邦荆芥（境界）……使君子用武之地，请缨于半夏天，国老准奏后召开广芦荟（会），太阳起石（时）为（苇）先锋……马前有军师徐长卿开道，鞍后有黑丑、白丑二副将保驾……猛士冲天雄风，何惧血竭花雨，直战到天南星落，老月石凉，天麻麻亮，立下十大功劳。当归日，跨海马，一条鞭，挂金灯，千里光，弃生地，返熟地，凯旋茴香（回乡）。军民同庆合欢，受将佩戴红花，荣封大将军，刻紫石英名永存。"还有表达离别夫妻相思之情的："槟榔一去，已过半夏，岂不当归耶？谁使君子，效寄生缠绕他枝，令故园芍花无主矣。妾仰观天南星，下视忍冬藤，盼不见白芷书，茹不尽黄连苦！古诗云：豆蔻不消心上恨，丁香空结雨中愁。奈何！奈何！""红娘子一别，桂枝香已凋谢矣！几思菊花茂盛，欲归紫苑，奈常山路远，滑石难行，姑待从榕耳！卿勿使急性子，骂我曰苍耳子。明春红花开时，吾与马勃、杜仲结伴还乡，至时有金银相赠也。"可见，医药文化已融入人们的生产和生活。

4. 药行商会规模独特

禹州中药材的发展具有以下特点。

一是以药成会。春会是每年二月起到麦收，秋会是八月；冬会是十一月下旬，"并有三个排期，就是四月二十日、八月二十日和腊月二十日。排期即结算的日期。会期之内，可以互相买卖，成交抬货，而价款可以付清或不付清，但到排期日，大清算，互相付清，尤其腊月二十日排期，必须把全年账款付清、付净，决不留到下年。这就是禹州药业善经营，守信用，能成功的根本保证。"

二是以药成市，形成山货、中药、切药、丸散市场。四大市场遍布大街小巷，其中西关街为山货行，经营山岗药材；西大街、光明街、三官庙街、四角堂街、洪山庙街为中药行，经营各方道地药材；山林街、槐荫街是切药行，以饮片加工为主；八士坊街、黄家口、旗毒庙街、城隍庙街为丸散业。

（1）药有行、庄、棚、堂。

1）药行。

药行分货行和山货行，有一定资本、场地、货栈，从事代客买卖、包装、托运等业务。山货行只从事根茎类粗药业务。"同慎德"资金雄厚，居行业之首，达30余万银圆，闹市有铺面，房舍百余间，驻有山西、江西、云南等外省药商12家。1916年，首席董事曹新贵兼禹县商会会长。规模较大的药行有：和泰昌、恒大、全胜德、瑞丰、成纪、乾新合、豫兴、信昌、广顺合、永兴、德源昌、豫圣源、信茂、豫源、义聚合、永昌、卫钧恒、豫兴隆、德胜、永丰、义兴永、豫德昌、新太、会元长、协太昌、宏昌、瑞胜昌、振昌、寿康、正兴、永茂等40余家，资金为4万元（银圆）左右。经营的方法是从中收取买卖双方各30%的佣金，每年农历四月、八月、十一月的二十日分别为上期药材买卖双方资金结算时间，药材价格随行就市，"早晚价格不同，说下一言为定"成为买卖双方不成文的规矩。各药行敬"关公"，就是显示自己在经营中守信义。

2）药棚。

药棚亦称棚口或拆货棚。它从药行、药庄批量购进原材料，组织员工加工为饮片，销售于各地中药铺。其资金多在4万银圆以下。"大有生"药棚居禹州药棚之冠。民国初，白郎义军攻陷禹州南大街，有"打下登封城，不抵禹州的洋货棚"之叹。当时主要药棚有中泰、义昌久、双复兴、华新、同丰永、豫圣恒、东来升、同福太、法永兴、同茂永、义丰永、福兴长、大有生、天源昌、万顺德、福兴德、太兴隆、正义成、振太恒、金记、同庆德、义记、同德永、德太兴、德兴玉、义丰长、中和生、万生隆、宏圣魁、元丰祥、聚太源、德兴成、德太成、同德恒、豫兴昌、永昌久、全胜永、豫信恒、同德祥、裕民、德茂永、长兴永、三义成、中和兴、德义成、复兴永、同春荣、和胜义、瑞生、任福远、同信成、信义永、可敬亭、三合永、中兴永、永瑞昌、豫盛长、三德永、刘新怀、恒昌、师保恒、二合堂等 60 多家。

3）药庄。

药庄俗称内字号，资本雄厚，在国内主要城市设有分号或庄客，依靠各地药源互相调运购销，有垄断市场的能力。恒春为禹州之首，流动资金达 42 万银圆。1948 年达 50 万银圆。居禹州药庄"八大家"之首，在西安、宝鸡、成都、天水、上海、广州、西宁、湘潭等地设分号，东家是朱子铎、朱河镇、韩金玉，掌柜朱子铎、陈文理、马哲甫、王北臣、王树廉、贾应乾、王庚臣。禹州主要药庄有：恒春、隆兴福、复生元、清合堂、瑞兴茂、松茂林、益兴盛、怡和永、晋豫西、兴记、天太茂、德源永、李德旺、刘秋怀、益庆源、公大等。

4）药店、药堂。

药店、药堂制售各类膏、丹、丸、散剂中成药。颇负盛名的有杨永先眼药店、福兴公的"九天阿胶"，有任同仁及韩宝善等丸散店。杨永先店为老号，学徒张文耀学会技术之后，脱离老号，在南拐街路西开设了一家张文耀眼药店，向周口一带推销成功，夺去杨永先不少市场。乾隆年间药店、药堂达百余家，均有一、两种特效药品。1947 年尚有 74 家，1954 年仍有 64 家，1956 年并入公私合营制药厂，继转为地方国营，今称禹州市制药厂。禹州主要店堂有同春荣、荣德堂、万元堂、金生堂、隆太恒、春林堂、兴元堂、福寿堂、太盛堂、同春堂、赵隆太、天兴堂、杏林春、福元恒、万春堂、惠福堂、天仁堂、天令堂、庆寿堂、中兴堂、堤明堂等。

杨永先眼药店始于清嘉庆年间，历五代：杨永先—杨玉田—杨逢春—杨育汶—杨清林。杨永先年幼时遇方士传眼药方，因在禹州春季西关骡马大会上解囊救灾而受药商推崇。嘉庆二十四年（1819年），杨永先在城内西大街设店，仅禹州境内就有17家。后来，其兄弟分门经营，分老号、中记、湘记、和记等铺，还有南阳、社旗等地分店，多属杨氏配方。其配方在中华人民共和国成立后整理为"保光清凉散"，被收进《全国中药成药处方集》（人民卫生出版社1962年版），并批量生产。

（2）商家为会（聚）成馆。

会馆通常以行省驻地购置房地产而建，以利于本地人员联系、集会、互通信息或生活互助。禹境会馆不仅有行省会馆，也有低于省的商埠会馆，以助本地药商内部或市场上贸易活动的经济往来。在古代等级森严的封建制度下，药商利用各王朝给关羽的封号兴建庙宇，以求提高会馆的建筑品位与规模，次建药王等神殿宇以广其场地，再建经济、生产、生活区而附之，进而彰耀经济势力，并利用神权约束经济行为，提高本商帮诚实守信的知名度。

1）山西会馆。

乾隆年间，晋籍药商联袂来到山西会馆，因以太谷人居多，又称太谷帮。嘉庆六年（1801年）始建，占地38亩，庙宇二进院落，多系悬山大式。中心建筑关帝殿居中，山墙外隔甬道配药王殿、火神殿，形成横十一间、纵十三间廊房，再为戏楼。仅中院即容千人活动。殿后至北城墙为义葬地，名泽及园。供晋、陕籍人病灾死亡，暂厝。故亦称山陕会馆。当时，城内晋字、太字商号随处可见。现在为禹州市第二高中所在地。

2）怀帮会馆。

古怀庆府，即今河南省焦作市武陟县以西地域。因盛产熟地黄、山药、牛膝、菊花（亦称四大怀药）而闻名全国。其药不仅药质优良，且为大量常用药。加之怀商经营有方，集巨资兴建会馆，原名覃怀会馆，因建筑用砖模印阳文"怀帮"，故又称怀帮会馆。现庙宇占地8亩。大殿面阔五间，配五间左右偏殿，戏楼三间左右，前三面包厦，全系歇山、悬山建筑。营造工艺精细，清同治十一年（1872 年）落成，高大巍峨，有"十三帮一大片，不抵怀帮一个殿"之称，仅中院就能容纳 500 人活动。现在为禹州展览馆所在地。

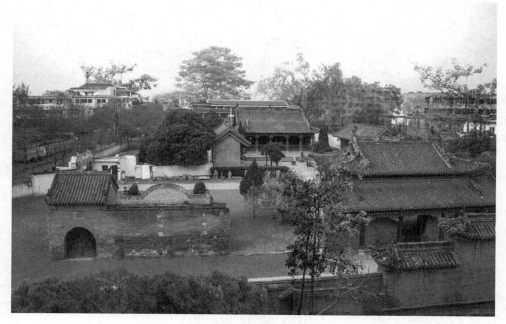

怀帮会馆

3）十三帮会馆。

十三帮即十三个行帮，分别是药行帮、药棚帮、甘草帮、茯苓帮、宁波帮、江西帮、祁州帮、陕西帮、四川帮、怀庆帮、老河口帮、汉帮、党参帮。十三帮会馆占地 50 亩，由庙宇为主，按花园格局营建。前为池塘、九龙壁，大门两旁竖一对三斗铁旗杆，门内为花园、戏楼、鼓楼、东西厢房，最上为关帝、药王、火神三殿，地域开阔，竣工于同治十年（1871 年）。向东临街跨间面阔五间，有自己的集会场所，古建筑众多而鳞次栉比，戏楼场地可容 800 名观众，附属院落容各路药商会聚。现在为禹州防疫站所在地。而十三帮会馆中的茯苓帮会馆，位于钧州大街南段路西，系清末、民国初创建。时间短、建筑少，现在为禹州电视台所在地。

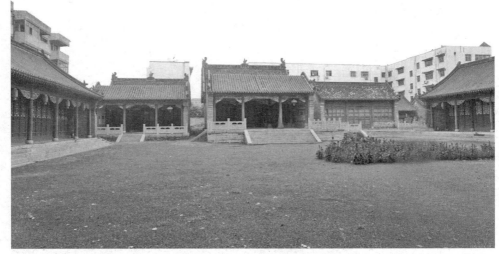

十三帮会馆

4）江西会馆。

江西会馆由江西籍药商筹资于 1920 年邀请能工巧匠始建，1922 年因被军阀据为营房而中断，戏楼砖楼半途而废，格局未形成，1934 年被改为剧院，1961 年由禹州水利局占用，原主要建筑因改建、扩建而无存。

（二）药会因"药都"而起

禹州药材交易会历史悠久，禹州一直是全国重要的药物集散地。据传，周安王五年（前 397 年），轵城侠客聂政刺死韩相侠累后毁容自杀，后人表其侠勇，于阳翟（今禹州）西关占地筑冢，史称"聂政台"。"每年二、三月间，商家云集台下，山货、药材、土布入市经营，帐篷稠密，驮载辐转，货殖尤夥矣。"元世祖至元元年（1264 年），"禹州已经成为药材汇集之区，填满街市，有如粪土，故农家深山大壑采药者往来不绝"。明洪武元年（1368 年），朱元璋诏令全国各地药商在禹州集结，开始形成全国的中药材集散地。明崇祯十七年（1644 年），禹州已成为南北交通要道。清乾隆二十七年（1762 年），由官府倡导，每年设春、秋、冬三个会期，国内海外客商舟车转运而至禹州，药材贸易昌盛。经过200多年的发展，当时禹州药会的基本特征如下：

（1）药会规模大，会期持久繁荣。中药材品类繁多，中成药制造商、供销商纷至沓来，中药材贸易包容量大。

（2）半封建资本，股份产业亦农亦商，资金涵盖广泛，富商大贾与小摊小贩共存，资本家与小业主兼容，批发零售并举，竞争激烈。

（3）货畅其流，囤积与贸易周期短。坐贾行商共存，鲜货、期货因质议价，成交率高。

（4）受"教会徒弟，饿死师傅"的封建生产理念影响，为保特效药制品以适应市场竞争，以家庭为本位，单项产品，门类共生，非规模型生产方式的特征突出，商业机密性强。"药业雇用徒弟，规矩甚严。徒弟能干抬包、跑路、杂活等等。不能沾染烟、酒、嫖、赌，不能偷盗、说谎，更不能不听话，若有犯染，一般于正月十六开销（即开除）。被一家药商开销的徒弟，其他任何一家药商都不予使用，他只好回家。"

（5）中成药方剂产品，饮片类炮制，中药材种植、养殖及品质鉴别，富含渊博的科学与文化知识，儒商现象明显。

据上述特征的药材交易状况，在当时的河南中药材贸易和生产的经济活动中占有重要地位，是当时的河南市场经济的缩影，也是中国封建经济生产发展之遗存。

药会富含股份制经济形式，是促进中药材贸易、繁荣经济的重要办法。同时促进中成药生产的发展，进而带动当地道地药用植物（动物）种植（养殖）产业的繁荣，促进中草药生产环节的联动，能充分利用劳动资源。

1985年3月，中药材交流会重新恢复，当地相继建立了南、中、北三条街的药材市场。1996年9月，经国家有关部门批准，禹州市成为全国17家中药材专业市场之一，也是河南唯一的国家级中药材专业市场。2002年，禹州市委、市政府投资 2 亿元，高起点、高标准规划建设占地 300 亩的新的中药材专业市场——中华药城。现有经营商户 300 余户，经营品种近千种，硬件建设国内一流。2002 年 5 月 20 日至 25 日，禹州恢复了中断 10 年的中药材交流交易大会，到 2018 年共举办"孙思邈医药文化节暨中国禹州中医药交易大会"十二届。大会突出药王、文化、经济主题，取得了较为显著的经济效益和社会效益，使禹州药市在全国药材市场的影响力日趋扩大，市场优势初步显现。

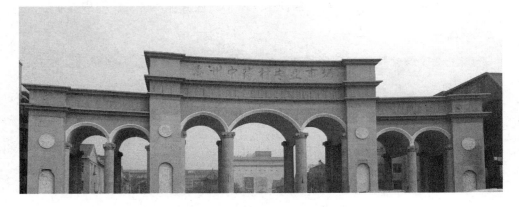

中华药城（禹州中药材专业市场）

为打造"药香禹州"质量品牌，禹州市围绕"质量保障、信息服务、现代交易、物流配套、政府监管"五大体系，紧锣密鼓地推进中药材种植标准化、加工精深化、交易现代化，让传统中药材变得"耳聪目明"，逐步形成药材质量保障体系，促进药材制作全过程的质量提升。

面向未来的产业发展，离不开决策的科学性、精准化。禹州市成立了中医药产业发展专家委员会，出台了《禹州市中药产业发展规划（2016—2020）》等一系列长远规划，将禹州中医药产业发展和中药材专业市场示范区建设纳入全省、全国中医药产业发展的"大盘"中进行统筹布局，将产业规划、专业园区规划和产业集聚区总体规划深度融合，积极推进中药材种植、加工、批发物流、电子商务等各类企业的汇聚与资源整合。

以医药健康产业园为基础，禹州依托中药材炮制技艺、中药饮片加工、道地药材培育、中药材种植、中医药保健、中医康复、中药材流通、中医药非物质文化遗产等特色文化资源和产业优势，加快推进总面积8.9平方千米的华夏药都健康小镇规划建设，力争打造一个辐射中原、功能完善的健康旅游小镇，一张展示药都文化精髓、充满传统文化魅力的华夏医药文化名片。

禹州是药王孙思邈生活的地方，药王在禹州的医药典故及历史遗迹，深深地影响着禹州人民"喜药""爱药"，让他们一如既地种植药材、经营药材，以药成市，以药兴会。"药不到禹州不香""药到禹州倍生香"是对禹州中药精工炮制的赞誉，禹州中药材市场的繁荣昌盛是对"药都因药王而兴"的真实写照。

六、孙思邈对中医药学的贡献

中国医药学具有数千年的悠久历史，它是中国人民长期以来与疾病做斗争的智慧结晶，是我们优秀民族文化遗产中的一颗璀璨明珠。千百年来，中国医药学为中华民族的繁衍昌盛和促进世界医学的发展做出了卓越的贡献。

药王是古代对精于医术的名医和有关传说人物的景仰并加以神化，而后奉为主司医药之神。我国不同时代、不同地区流行的药王并不一致，计有伏羲、神农、黄帝、桐君、伊尹、张仲景、孙思邈、扁鹊、华佗、邳彤（皮场大王）、三韦氏、吕洞宾、李时珍及清代的民间药王乐宏达等。其中，伏羲、神农、黄帝为上古三皇，被称为"医药之祖"，又称"药皇"。最著名的药王是唐代著名医学家孙思邈。他著有《千金要方》《千金翼方》，因医术高明而被神化并被尊为药王。孙思邈的神像，多为赤面慈颜、五绺长髯、方巾红袍、仪态厚朴的形象。

孙思邈（581—682），京兆华原（今陕西省铜川市耀州区）人，生于隋文帝开皇元年，死于唐高宗永淳元年，活了101岁。他是唐代医药学家，被唐太宗李世民封为"药王"，又被宋徽宗赵佶追封为"妙应真人"。孙思邈生前长期在阳翟（今禹州）行医、采药，死后又埋葬于此，人们便在此处建祠纪念。后来每年三月在此形成药交会，天下药材汇聚，各地药商开行，药王祠周围逐渐修建起许多药行、药铺、货栈，成为数百米长的一条街道，群众称之为"药行街"。

孙思邈幼年体弱多病，家人为了给他治病，"汤药之资，倾尽家产"。值得慰藉的是，孙思邈从小聪颖过人，七岁能日诵千言，幼有"圣童"美誉。孙思邈的家乡在长安附近，长安为秦汉时期的文化中心，在当时也是东西魏之间战争的后方，社会相对稳定。孙思邈有机会从小就博览群书。他从青少年时代就立志以医为业，用毕生精力从事医学研究，为民除病，因而刻苦研习岐黄之术。20岁精通诸子百家，兼通佛典，既"善谈庄、老"，又"兼好释典"，学问非常渊博，对医学有一定造诣并小有名气，所以"百里之外有疾厄者"多找他治疗。

20多岁的孙思邈因疑难杂症难治，毅然决然离开家乡，先后到长安西南的太白山和长安以南的终南山习医研药。在这期间，他潜心钻研唐以前历代医家的著作，对人体的"五脏六腑""十二经脉""表里孔穴""三部九候"及"本草药对"等均进行了深入细致的研究。除了熟读经典探究医理，他还利用久居山林的自然条件，钻研并整理记载了大量药物识别、采集、炮制、储存等方面的丰富经验。孙思邈离开太白山后，先后到四川、湖南、山东、安徽、山西、河北，最后落脚到河南，在长年为平民百姓治疗各种疾病的实践中，他将所学的医学理论与临床实践融会贯通，医疗技术达到了炉火纯青的境地。有求医者，无论贫富，孙思邈皆精心治疗，其医德、医道之高，有口皆碑。孙思邈治病针药并用，效若桴鼓。例如唐高祖武德年间（618—626），他成功地治愈过上吐下泻的重症；唐太宗贞观初年（约627年），他治愈过几乎不治的虚痨病；贞观九年（635年），他妙手回春，治愈了汉王的顽固性水肿病；唐高宗永徽元年（650年），他用内服中药的方法治愈过顽症箭伤。如此等等，不胜枚举。除此之外，在他数十年的医疗实践中，经治了600余名麻风病人，治愈率达10%，这在 1 300 年前，已经是一个奇迹。各种多方求治辗转数医而不效的疑难杂症，一经他诊治多可手到病除。就这样，他的名气不仅声噪各地，而且誉满京师。

孙思邈淡泊名利，唐太宗李世民、高宗李治多次请其为官，他均辞而不受。一生致力于学道养气，精究医业，其行踪不定，到各地为民诊病施药，以行医为主要社会活动。

孙思邈到了晚年，对天文、地理、人文、社会、心理等诸方面学问无不精通，对事物的发展变化有着深刻的洞察力，甚至达到了出神入化的境地。

孙思邈晚年把主要精力用于著书立说，据南宋文学家叶梦得的《避暑录话》所说，孙思邈在七十多岁才写《千金要方》30 卷。永淳元年（682 年）他又集最后 30 年之经验，著成《千金翼方》30 卷，以补《千金要方》之遗。

孙思邈历经隋唐两代，是一位知识渊博、医术精湛的医家。然而他不慕名利，以医生为终身职业，长期生活在民间，行医施药，治病救人。他诊病治疗，不拘古法，兼采众家之长，用药不受本草经书限制，根据临床需要，验方、单方通用；所用方剂，灵活多变，疗效显著。他对民间医疗经验极为重视，经常不辞辛劳地跋山涉水，不远千里访寻；为得一方一法，不惜千金，以求真传；辗转于全国各地，采集药材、炮制药物，提炼丹药，探究药性。他对民间常见病、多发病、地方病多有研究，救治过许多疑难危重病人。他不仅精于内科，而且兼擅外科、妇科、儿科、五官科、眼科，并对摄生、食疗、预防、炼丹等都有研究，同时具有广博的药物学知识和精湛的针灸技术。这不仅使他成为唐代名极一时的医学大师，而且使他一变羸弱之体，至百岁而视听不衰。

孙思邈一生以济世活人为己任，对病人具有高度的责任心和同情心。他提出"大医精诚"，要求医生对技术要精，对病人要诚。他认为医生在临症时应安神定志，精心集中，认真负责，不得问其贵贱贫富，长幼妍媸，怨亲善友，华夷愚智，一样看待；治疗中要不避危险、昼夜、寒暑、饥渴与疲劳，全心赴救病人，不得自炫其能，贪图名利。这也正是他身体力行、躬身实践的写照。他的高尚医德足为百世师范。宋代林亿赞其曰："其术精而博，其道深而通。以今知古，由后视今，信其百世可行之法也。"

孙思邈集一生医学经验，著成《千金要方》和《千金翼方》，较全面地总结了唐代以前的医疗经验和药物学知识，丰富了我国医学内容。他的医学思想和学术成就主要反映在九个方面。

第一，他发展了张仲景的伤寒论学说，改六经辨证为按方剂主治及临床表现相结合的分类诊断方法，使理论更切合实际。

第二，他集唐以前医方之大成，对经方、古方和单方均进行了系统整理，大多注以出处。

第三，他在诊断学上把对疾病的认识提高到一个新水平，突出反映在消渴、霍乱、附骨疽、恶疾大风、雀目、瘿瘤等病的描述和治疗上。

第四，他在治疗学上创用了新的医疗技术。如下颌关节脱臼手法整复术、葱管导尿术、食管异物剔除术、自家血脓接种以防治疖病等。

第五，他在药物学上，重视地道药材及药物的种植采集、炮制和贮藏，并在药物七品分类基础上按药物功用分为65章，以总摄众病，便于医生处方用药。

第六，他重视妇幼保健，强调妇幼设立专科的意义，为小儿、妇人建立专科创立了条件。

第七，他丰富了养生长寿理论，讲究卫生，反对服石以追求长生不老的做法，提倡吐故纳新，动静结合，并辅以食治、劳动和讲究卫生，使养生学和老年病防治相结合。

第八，他在针灸方面绘制彩色《三人明堂图》，创孔穴主对法，提倡阿是穴及同身寸法，对针灸发展有促进作用。

第九，他在炼丹生涯中，记录了硫黄伏火法，是我国早期的火药配方，在火药发明上有突出贡献。

由于孙思邈在医学上的杰出成就及其崇高的医德医风，使其深受我国历代人民的爱戴，其影响历代相传，经久不衰。千百年来，用来纪念他的庙宇遍布全国各地。

（一）他编纂了我国历史上第一部临床医学百科全书《千金要方》

孙思邈以"人命至重，有贵千金。一方济之，德逾于此"命题，认为人命重于千金，故取"千金"为书名。

孙思邈总结临床经验及前代医学理论，为医学和药物学做出重要贡献。后世尊其为"药王"。《千金要方》对张仲景的《伤寒杂病论》有很深的研究，为后世研究《伤寒杂病论》提供了可行的门径，尤其对广义伤寒增加了更具体的内容。他创立了从方、证、治三方面研究《伤寒杂病论》的方法，开后世以方类证的先河。《千金要方》已接近现代临床医学的分类方法。全书合方论5 300首，集方广泛，内容丰富，是我国唐代医学发展中具有代表性的巨著，对后世医学特别是方剂学的发展，有着明显的影响和贡献；并对日本、朝鲜医学之发展也有积极的作用，被国外学者推崇为"人类之至宝"。《千金要方》是我国最早的医学百科全书，从基础理论到临床各科，理、法、方、药齐备。一类是典籍资料，一类是民间单方验方。该书广泛吸收各方面之长，雅俗共赏，时至今日，很多内容仍起着指导作用，有极高的学术价值，确实是价值千金的中医瑰宝。

《千金要方》对方剂学的发展做出了巨大贡献，后人称《千金要方》为方书之祖。书中收集了从张仲景时代到孙思邈时期的临床经验，历数百年的方剂成就，在阅读仲景书方后，再读《千金要方》，真能大开眼界，拓宽思路，特别是源流各异的方剂用药，显示出孙思邈的博极医源和精湛医技。

《千金翼方》系对《千金要方》的全面补充。全书记载药物800多种，尤以治疗伤寒、中风、杂病和疮痈最见疗效。

（二）他是第一个完整论述医德的人

孙思邈专论医德的不朽之作《大医精诚》，包含了儒、道、佛三家的道德观。儒家"医乃仁术"、道家"无为"、佛家"大慈大悲"的思想在《大医精诚》中均有体现，其所树立的医德风范可谓"厚德过于千金，遗法传于百代"。

《大医精诚》，出自唐代孙思邈所著《千金要方》第一卷，我国著名医学家裘法祖先生对《大医精诚》最精辟的解释是："精于医术，诚于品德。"

《大医精诚》被誉为"东方的希波克拉底誓言"，文风高雅，文采卓绝，言简意赅，言辞恳切，远超南丁格尔的《希波克拉底誓言》，它明确地说明了作为一名优秀的医生，不光要有精湛的医疗技术，还要拥有良好的医德。这篇文章广为流传，影响深远。直到现在，我国的不少中医院校仍用它作为医学誓言，并用它作为准则来严格要求自己的学生。每位医生都应秉承"大医精诚之心"，全心全意地为患者服务。

孙思邈在《大医精诚》中指出：凡大医治病，必须安神定志，无私心杂念，先发大慈恻隐之心，誓愿普救人们的疾病伤痛。

所谓"精"，是指精深的医学造诣和精湛的医疗技术。他在《大医习业》（出自《千金要方》第一卷）中指出：凡想学医并想成为一名真正的好医生，首先必须熟读古代的医药典籍、熟记医学理论和各家的学术经验；对人体十二经脉循行及主病、三部九候的脉学理论、五脏六腑的生理病理变化、表里孔穴的位置、药物学，也要了如指掌；对张仲景、王叔和、阮河南、范东阳、张苗、靳邵等名医的著作也要精通，细心领悟其奥妙；又须妙解阴阳、五行、《周易》、相法等数术，只有这样，才可能成为"大医"，不然犹"如无目夜游，动致颠殒"。其次是读医书当寻思妙理，留意钻研，这样才有探讨并与人切磋学术的起码条件；还须涉猎群书，必须具备除医学之外的哲学、文学、史学和其他有关自然科学知识，才能使自己在医学上精益求精。

所谓"诚"，就是对病人、同道怀有一片赤诚之心。孙思邈在《千金要方》

和《千金翼方》中都讲了医德问题，《大医精诚》论述了医德与医术的关系。他认为，只有用心精细的人，才有从医的资格，否则，虚而损之，盈而益之，热而温之，寒而冷之，只会使病情加重。所以孙思邈指出："世有愚者，读方三年，便谓天下无病可治；及治病三年，乃知天下无方可用。故学者必须博极医源，精勤不倦，不得道听途说，而言医道已了，深自误哉。"

孙思邈认为，苍生大医应做到以下几点：

1. 医者必须具有仁爱之心

医者首先要把人的生命看得高于一切，必须具有高度的仁爱之心，极端重视人的生命健康，把挽救病人的生命作为医者的最高职责。

2. 医者必须具有"志存救济""一心赴救""普同一等"的崇高思想境界

医者在治病过程中，不得以贫富贵贱、男女老幼、容貌美丑、亲朋怨友、聪明愚笨、民族国籍的不同而加以区别对待，要求医者对于任何求治者，都应该像是对待自己的亲人一样。

3. 医者必须注意自身修养，仪态庄重大方

对待患者，"其有患疮痍下痢，臭秽不可瞻视，人所恶见者，但发惭愧凄怜忧恤之意，不得起一念芥蒂之心"，"不得多语调笑，谈谑喧哗"，"夫一人向隅，满堂不乐，而况病人苦楚，不离斯须，而医者安然欢娱，傲然自得，兹乃人神所共耻，至人所不为"。对待同道，则不得"道说是非，议论人物，炫耀声名，訾毁诸医，自矜己德。偶然治瘥一病，则昂头戴面，而有自许之貌，谓天下无双，此医之膏肓也"。这种注重自身修养、爱护患者、尊重同道的精神，堪为后世医者之行为准则。

4. 医者必须"博极医源，精勤不倦"，达到医术医德的完美统一

医者必须要有精湛的医疗技术，使自己具有坚实的医学基础和较高的医学素养。孙思邈认为，"凡欲为大医，必须谙《素问》《甲乙》《黄帝针经》、明堂流注……"，必须"涉猎群书"，并"博极医源，精勤不倦，不得道听途说，而言医道已了"。否则"如无目夜游，动致颠殒"，他告诫天下医者，务须刻苦学习，精研医理，勤求古训，博采众长，努力探求至精至微之医理，掌握至纯至熟之医术。只有像这样将高超的医术和高尚的医德统一起来，才能达到治病救人的目的。

5. 医者必须恪守"淡泊名志"的道德思想，不得追逐名利

医者治病"必当安神定志，无欲无求"，"不得持己所长，专心经略财物"，"到病家，纵绮罗满目，勿左右顾盼。丝竹凑耳，无得似有所娱。珍馐迭荐，食如无味。蹴踏兼陈，看有若无"。孙思邈博学多才、医道高明，唐太宗、唐高宗曾三次征召，请他入朝做官，他都固辞不受，表现了他正直高洁的思想品德。他多次批判和反对那种"随逐时情，意在财物，不本性命"和"但知爱富不知爱学……"的医生，这些都反映了他不谋钱财名利，不为权势所惑，唯以治病救人为己任的崇高思想。

（三）他是第一个倡导建立妇科、儿科的人

孙思邈不仅精于内科，而且擅长妇科、儿科、外科、五官科。他首先主张治疗妇女儿童疾病要单独设科，并在他的著作中首先论述妇、儿医学，声明是"崇本之义"。在他的影响之下，后代医学工作者普遍重视研究妇科、儿科疾病的治疗技术。

在《千金要方》中，孙思邈将妇科、儿科分开论治，并作为首要，正如他在《千金要方》中所论："夫妇人之别有方者，以其胎妊、生产、崩伤之异故也。是以妇人之病，比之男子十倍难疗。"（见《千金要方·妇人方上·求子》）

（四）他是第一个将中医、外国医学结合的人

孙思邈了解很多佛教知识，将古印度医学引为中用，如《千金翼方·卷第一·药录纂要·药名第二》论曰：有天竺大医耆婆云：天下物类皆是灵药，万物之中，无一物而非药者。《千金翼方·卷第二十一·万病》中的阿伽陀丸主万病、耆婆治恶病等亦是。还有天竺国按摩（婆罗门法）。

（五）他是第一个治疗麻风病的专家

麻风病是由麻风杆菌引起的一种慢性接触性传染病，主要侵犯人体皮肤和神经，如果不及时治疗，可能会引起皮肤、神经、四肢和眼的进行性和永久性损害。

麻风病是一种毁容的疾病，在世界范围内曾是一种常见的病，《圣经》里也曾提到过麻风病。患者常多处发生溃疡，并可导致残疾。儿童最容易患这种病，一般感染这种病后要过2~7年才会发病。

孙思邈在《千金要方·卷二十三·痔漏方·恶疾大风第五》中说：

"恶疾大风有多种不同，初得虽遍体无异，而眉发已落。有遍体已坏，而眉须俨然。有诸处不异好人，而四肢腹背有顽处，重者手足十指已有堕落。有患大寒而重衣不暖，有寻常患热，不能暂凉。有身体枯槁者，有津汁常不止者，有身体干痒彻骨，搔之白皮如麸，手下作疮者，有疮痍荼毒重叠而生，昼夜苦痛不已者，有直置顽钝不知痛痒者。"

孙思邈在《千金翼方·卷第二十一·万病·耆婆治恶病第三》中说：

"疾风有四百四种，总而言之，不出五种，即是五风所摄，云何名五风？一曰黄风，二曰青风，三曰白风，四曰赤风，五曰黑风。其风合五脏，故曰五风，五风生五种虫：黄风生黄虫，青风生青虫，白风生白虫，赤风生赤虫，黑风生黑虫。此五种虫食人五脏……"

为治疗麻风病，孙思邈深入临床、参合印度医学、强调综合治疗，其效果是："予尝手疗六百余人，瘥者十分有一。此疾一得，远者不过十年皆死，近者五六岁而亡。"（《千金要方·卷二十三·痔漏方·恶疾大风第五》）

初唐四杰之一卢照邻患的就是此病。

（六）他是第一个发明手指比量取穴法的人

孙思邈为了方便人们正确取穴，发明了以手指作尺寸的比量方法，在确定穴位方面，孙思邈在《千金方·针灸上·灸例第六》中提出：

人有老少，身有长短，肤有肥瘦，皆须精思商量，准而折之，无得一概，致有差失。其尺寸之法，根据古者八寸为尺，仍取病者男左女右手中指上第一节为一寸。亦有长短不定者，即取手大拇指第一节横度为一寸，以意消息，巧拙在人。

（七）他是第一个创绘彩色《明堂三人图》的人

唐代贞观年间，孙思邈奉敕修"明堂图"，就是把人体脉穴绘成图像，以便医生学习。他与承务郎司马德逸、太医令谢季卿、太常丞甄立言共同承担校定经穴图的任务。在此期间，他向专长针灸脉理的医学家甄权请教。甄权说：人体经络复杂难辨，自己从18岁研究孔穴，至今百岁已过，仍有许多疑问难以解决。孙思邈也发现古之"明堂图"错误甚多。于是他参照甄权所绘的《明堂针灸图》，又参考了大量的医学文献，进行反复研究，并亲手绘成了第一部人体正面、人体背面、人体侧面的彩色《明堂三人图》，形象直观地绘出这些经穴的准确位置，使人能够一目了然。这便是我国最早绘制的彩色经络腧穴图。

（八）他是第一个将美容药推向民间的人

《千金要方》中，特辟"面药"一章，收唐以前美容方剂81首。《千金翼方》也载有妇人面药，熏衣衣香，令身香、生发黑方共80首；《千金翼方》还有"悦人面药"，如鹿髓、旋花等9味。两书详细记述了美容方剂的组成、功用、制法、用法。有关毛发、唇齿、皮肤、衣着、体气等内容除见于以上专章外，还散见于其他各章节中。尽管唐代以丰腴为美，但孙思邈仍记录了服桃花"细腰身"的形体美处方，真难能可贵。孙思邈以冰凌、热瓦、玉石治疗瘢痕，为冷冻美容和磨削美容之先驱，可谓集前贤美容之大成，对医学美容学的发展起到了承前启后的作用。

（九）他是第一个创立了"阿是穴"的人

孙思邈创造了以痛取穴的针灸法，他把这个穴叫作"阿是穴"。"阿是穴"始于《千金要方·针灸上·灸例第六》："有阿是之法，言人有病痛，即令捏其上，若里当其处，不问孔穴，即得便快成痛处，即云阿是。灸刺借验，故曰：阿是穴也。"因其无固定名称与位置，以病痛局部或压痛点为腧穴，故有疏通经络、运行气血的作用。临床上对于压痛取穴，凡符合经穴或奇穴位置者，称之为经穴或奇名穴，都不符合者才可称"阿是穴"，用此名来以补充经穴、奇穴的不足。

（十）他是第一个扩大奇穴，选编针灸验方的人

孙思邈大量运用经外奇穴，在所撰《千金要方》中收载了 200 多个经外奇穴，并予以定位，明确适应证，其中有穴名、有部位及取穴法者计 120 余穴，有部位、有取穴法但无穴名的计 70 余穴，丰富了腧穴学内容，具有一定的使用价值。

（十一）他是第一个提出用复方治病的人

唐代以前，大都是以一方治病，孙思邈根据临床实践经验，首创复方，提出一方治多病，或多方治一病的方法。《千金要方》这部专著以脏腑、寒热、虚实分类，列证治 233 门，记载了 5 300 个药方。

（十二）他是第一个提出多样化防治牙病的人

孙思邈在《千金方·上七窍病·齿病第六》中提出：

每旦以一捻盐纳口中，以暖水含，揩齿及叩齿百遍，为之不绝，不过五日，口齿即牢密。

孙思邈在一千多年前用温盐水漱口、揩齿擦牙、叩齿百遍等法来保护牙齿。

（十三）他是第一个提出用草药喂牛，使用其奶治病的人

孙思邈为给病人治病，就用草药喂牛，使牛奶中含有药效成分。如针对病人需要，将中药大青叶、鱼腥草、夏枯草、金银花、蒲公英、益母草等掺入饲料之中，选择用药，这样奶牛所产的牛奶，既有营养成分，又有药用价值。

（十四）他是第一个提出"针灸会用，针药兼用"和预防"保健灸法"的人

孙思邈既擅长用药，也精于针灸，临床强调综合治疗，重视针药合施。他在《千金要方·针灸下·太医针灸宜忌第七》中提出：

凡云孔穴主对者，穴名在上，病状在下，或一病有数十穴，或数病共一穴，皆临时斟酌作法用之。其有须针者，即针刺以补泻之，不宜针者，直尔灸之。然灸之大法，但其孔穴与针无忌，即下白针若温针讫，乃灸之，此为良医。其香港脚一病，最宜针之。若针而不灸，灸而不针，皆非良医也。针灸不药，药不针灸，亦非良医也，但恨下里间知针者鲜耳，所以学人深须解用针，燔针、白针皆须妙解，知针、知药固是良医。

他在《千金翼方·针灸》中写道："良医之道，必先诊脉处方，次即针灸，内外相扶，病必当愈。何则？汤药攻其内，针灸攻其外。不能如此，虽有愈疾，兹为偶差，非医差也。"其中体现了孙思邈主张针药并施、综合治疗的理念。

孙思邈首次提出预防疾病的保健灸法。重视疾病的预防和保健治疗，是孙思邈重要的学术思想。他说："若要安，三里常不干。"就是说要想身体安康，就应经常艾灸足三里，使之润泽不干枯。

（十五）他是第一个系统、全面、具体论述药物种植、采集、收藏的人

孙思邈在种植方面的要求是，要找好的土地，把地翻虚施足肥料，开成长沟，种上后还要浇水施肥。

孙思邈重视药效，他说：

凡药皆须采之有时日，阴干曝干，则有气力。若不依时采之，则与弃功用，终无益也。学人当要及时采掇，以供所用耳。（《千金翼方·卷第一·药录纂要·采药时节第一》）

古之善为医者，皆自采药，审其体性所主，取其时节早晚，早则药势未成，晚则盛势已歇。（《千金要方·诸论·议处方第五》）

孙思邈由于经常上山采药，加上大量临床实践，累积了丰富的采药和制药

经验，他在书中列举了230多种药物的采集季节，还介绍了680余种常用药材，让人们随时采集，以备急需之用。

在收藏药物方面，他说：

凡曝药，皆须以床架，上置簟（竹席）等，以通风气。不然，日气微弱则地气止津也。于漆盘中曝最好。簟多汗又损汁。（《千金翼方·卷第十四·退居·种造药第六》）

存不忘亡，安不忘危，大圣之至教。救民之瘼，恤民之隐，贤人之用心。所以神农鸠集百药，黄帝纂录《针经》，皆预备之常道也。且人瘵多起仓猝，不与人期，一朝婴已，岂遑知救，想诸好事者，可贮药藏用，以备不虞。所谓起心虽微，所救惟广。见诸世禄之家，有善养马者，尚贮马药数十斤，不见养身者有蓄人药一锱铢，以此之类，极可愧矣。贵畜而贱身，诚可羞矣。

…………

凡药皆不欲数数晒曝，多见风日，气力即薄歇，宜熟知之。诸药未即用者，俟天大晴时，于烈日中曝，令大干，以新瓦器贮之，泥头密封，须用开取，即急封之，勿令中风湿之气，虽经年亦如新也。其丸散以瓷器贮，密蜡封之，勿令泄气，则三十年不坏。诸杏仁及子等药，瓦器贮之，则鼠不能得之也。凡贮药法，皆须去地三四尺，则土湿之气不中也。（《千金要方·诸论·论药藏第九》）

（十六）他是第一个提出并成功地将野生药物变为家种的人

孙思邈为了获得更多好药材，试验成功了将野生药物变为家种的方法。

《千金翼方·卷第十四·退居·种造药第六》记载了孙思邈试种百合的方法：

上好肥地加粪熟讫，春中取根大者，擘取瓣于畦中，种如蒜法。五寸一瓣种之，直作行，又加粪灌水。苗出，即锄四边，绝令无草。春后看稀稠得所，稠处更别移亦得。畦中干即灌水。三年后甚大如芋，然取食之。

他还对车前子、黄精、牛蒡、商陆、五加、甘菊、苜蓿、胡麻、地黄等进行试验家种。

（十七）他是首创了地黄炮制和巴豆去毒炮制方法的人

孙思邈为了提高药材疗效，降低药物毒性，对地黄炮制和巴豆去毒炮制开创了新方法。

1. 造生干地黄法

孙思邈造生干地黄的方法：取生地黄 100 斤，先拣肥好者 60 斤，将须毛去掉，然后洗净晾干，所剩 40 斤晒三日令微皱，洗净晾干，于柏木臼中捣碎，取汁，汁尽投之再捣，将所取之汁拌前 60 斤干者，于日中晒干，如天阴，即于通风处薄摊之，夜亦如此，以干为限。

2. 造熟干地黄法

孙思邈造熟干地黄的方法：拣去一定数量的好生地黄，浸好后，等到晴天提早蒸之，在太阳下照晒，晚上放置于汁中，遮盖严实，到第二天早上再蒸，白天再晒。照上述方法九遍方止，蒸到汁尽色黑。蒸制熟地黄应在春秋二季之二月、八月，拌了汁即蒸，不过夜，地黄汁过夜如酸醋，不如当日捣取汁用。晾晒都要搭架，上面铺竹席以便通风。

3. 巴豆去毒炮制方法

汉代有熬制巴豆的方法，晋代亦用熬法，南北朝时期有油酒制、熬制等法。唐代有熬制，孙思邈对巴豆的炮制更细致。《千金要方·诸论·论合和第七》记载："凡巴豆去皮心膜，熬令紫色。""凡方云巴豆若干枚者，粒有大小，当先去心皮乃称之。"

现代炮制方法：

（1）生巴豆：取原药材，除净杂质，浸湿后用稠米汤或稠面汤拌匀，置日光下暴晒或烘裂，搓去皮，筛取净仁。

（2）炒巴豆：取净巴豆仁，置炒制容器内，用中火加热，炒至表面焦褐色

（焦巴豆）或内外均呈焦黑色（巴豆炭），取出晾凉。

（3）巴豆霜：取净巴豆仁，碾烂如泥状，用多层吸油纸包裹，加热微烘，压榨去油，反复数次，至松散成粉不再粘成饼为度，取出研细。或取净仁研烂后，测定脂肪油含量，加适量的淀粉，使脂肪油含量符合规定，混匀，即得。

炮制目的：巴豆味辛，性热；有大毒。归胃、大肠经。具有峻下积滞，逐水消肿，豁痰利咽，蚀疮的功能。

生巴豆毒性强烈，仅供外用蚀疮，用于疥癣、疣痣，预防白喉。炒巴豆毒性降低，其中焦巴豆毒性较小，巴豆炭毒性小。焦巴豆可用于疮痈肿毒，腹水臌胀；巴豆炭用于泻痢。去油制霜后可缓和泻下作用，降低毒性。多用于寒积便秘，乳食停滞，喉痹。

（十八）他是第一个用胎盘粉治病的人

胎盘俗称人胞、衣胞或胎衣，中医称紫河车。其味甘咸，性温，归肺肝肾经，具温肾、益精、补气、养血之功效，被人们视为滋补精品。现代医学通过对胎盘的研究，发现它含有丰富的免疫球蛋白。孙思邈用胎盘粉治病，源于他经常接触民间，处处留心社会生活中的点点滴滴。

（十九）他是第一个使用动物肝治眼病的人

孙思邈是第一个发现夜盲症的人。古代的时候人们生活很穷，缺乏营养，许多人在白天视力是正常的，但是到了晚上就看不清楚，孙思邈就让这些来找他医治的人吃动物的肝脏，经过一段时间后，这些夜盲症患者的病症减轻了不少，现代医学证明动物肝富含维生素 A。

（二十）他是第一个治疗脚气病的人

唐时长安城内有几个富翁身患一种脚气病，很多郎中束手无策。于是请孙思邈诊治，经药石下肚，仍不见转机，孙思邈由于难解其谜，终日甚感不安。

有一天，严太守也患上此病，便请孙思邈治疗。为了查明病因，孙思邈住进严府中仔细观察了十几天，只见严太守的贴身家童也同样精神萎靡不振，下肢浮肿，只是比严太守稍轻些。孙思邈百思不得其解，他又到厨房内调查，厨师说严太守不喜欢大鱼大肉，但讲究粮食精制，总是派人将米面反复加工精碾细磨后才作为主粮食品。

孙思邈立即建议严太守将每日主食全改成粗粮糙米，并且将一些细谷糠、麦麸皮煎水服用，半月之后严太守竟神奇地康复了，严太守精神好转，浮肿全消退了。消息一传出，长安城内外市民一片震惊，赞扬孙思邈真是天下神医！

孙思邈在吸取深师、支法存等人的经验治法的同时，特别注意研究脚气病与自然地理、社会环境及生活习惯的关系，仔细观察其症状体征、病程经过及流行特点，那时孙思邈还不知道该病系缺乏 B 族维生素所致，应用许多有效方药后，方首创食用谷白皮粥预防复发的良方。孙思邈常用的防风、蜀椒、谷白皮都富含 B 族维生素。

（二十一）他首创以砷剂（雄黄等）治疗疟疾

孙思邈不仅是一位杰出的医学家，而且还是一位出色的炼丹家。他在《丹经内伏硫黄法》一文中，记述了他把硝石、硫黄和木炭混合在一起的方法，这是中国现存文献中最早的关于火药的配方。虽然这个配方还不很全面，但是它已包括了火药的三种主要成分。火药的发明是古代炼丹家的功绩，其中也有孙思邈的一份功劳。

唐代炼丹成风，孙思邈也不能免俗。在他年轻的时候，他以为炼丹可以长生不老，所以在太白山隐居的时候，还专门到了四川，四川有高质量的丹石，他收进来后便在那儿炼丹。孙思邈 30 岁时炼出"太一神清丹"，见于《太清丹经要诀》。此方由丹砂、曾青（碱式碳酸铜）、雌黄与雄黄（主要成分均为硫化砷）、磁石（氧化铁及三氧化二铁的混合物）、金牙等经升华而成，其中由曾青烧成的氧化铜与磁石中的氧化铁兼催化剂、氧化剂之用，故制得的砒霜质量很高。方中丹砂，可治身中五脏百病，养精神，安魂魄，益气明目；曾青主风痹，利关节，通九窍，消散聚集的邪气；雄黄杀精物；雌黄治恶疮毒虫，身痒邪气；磁石疗周痹，风湿关节痛；金牙可治腿脚麻木、抽筋。

此方主要用于治疗疟疾，服用过程中需慎吃油、面、鱼、肉、蒜。因砷剂毒性极大，为了减少中毒反应的发生，孙思邈提出应逐渐加量，这与现代使用剧毒药品的思路是一致的。据研究，用砷剂治疗疟疾，孙思邈当为世界第一人，西方医学界直到 1786 年才由英国医药家孚勒提出此法，所使用的亦是逐渐增量的给药方法。

（二十二）他是第一个提出"防重于治"医疗思想的人

孙思邈非常重视预防疾病，讲求预防为先的观点。他提出"存不忘亡，安不忘危"，强调"每日必须调气、补泻、按摩、导引为佳，勿以康健便为常然""上医治未病之病，中医治欲病之病，下医医已病之病"。他提倡讲求个人卫生，重视运动保健，提出了食疗、药疗、养生、养性、保健相结合的防病治病主张。

孙思邈在《千金要方·养性》引用了葛洪的论述：死者不可生也，亡者不可存也，是以至人消未起之患，治未病之疾，医之于无事之前，不追于既逝之后。

预防疾病是孙思邈一再强调的，为此他经常深入山区，为山民耐心讲解预防疾病的重要性，有时采药吃住都在山民家，走到哪儿都备受欢迎。

（二十三）他是第一个用羊靥（羊甲状腺）治疗甲状腺肿的人

孙思邈以羊甲状腺（富含碘质）、水柳须等治疗瘿瘤（即甲状腺肿），现代医史学家称誉他为古代世界上最卓越的营养缺乏病专家。

（二十四）他是我国历史上第一位深入民间，向群众和同行虚心学习、收集校验秘方的医生

孙思邈在药物发展史上所作的贡献，源于他亲自去采药、尝药，不但发现了新的中药材品种，还结合前人的药方，并吸取民间同疾病作斗争的经验。《千金要方》和《千金翼方》的问世，可以说代表着我国医学史上的重大革新。特别是一些来自民间的药方，药材都比较容易采集，价格也低廉，小钱治大病赢得了老百姓的欢心。

孙思邈很重视研究常见病和多发病。如他见到山区人民由于食物中缺碘，易患甲状腺肿大病（俗称大脖子病），就长期探索病因和治疗办法。他认为这种病是由于山中的水质不洁净引起的，所以就用海藻等海生植物和动物的甲状腺来治疗，取得了较好的效果。他对脚气病做了详细的研究，首先提出用谷白皮煮粥常服可以预防脚气病。他所选择的治疗脚气病的药物含有丰富的维生素B_1，效果很好。他在长期的实践中，还总结出治疗痢疾、绦虫、夜盲等病症的特效药方。

药王孙思邈对我国医药学贡献不仅有这"二十四个第一"，同时他还是第一个用葱管导尿的人，导尿管就是由此产生的。

孙思邈在治病过程中，处处留心，善于发现。传说有一天，城东街的张先生患小便不利，听医生说是喝水少，因此就大量饮水，结果腹部憋胀，最后竟至小便点滴不出。孙思邈仔细观察病情，认定其患的是"癃闭"，是由尿道不通所致。如何治疗呢？他想，如果从尿道插进一根管子，尿肯定会排出来。可狭窄的尿道，该用哪种管子呢？急得他从院子里踱到门外，忽然看见有个小孩吹着葱叶玩。他顿时有了主意，挑出一根细长的小葱切去葱尖，顺着尿道插进，并像小孩一样用劲一吹，果然患者的尿液从葱叶中流了出来，其腹部憋胀马上得到缓解，病情随之痊愈。病人直起身来，连连向孙思邈道谢说："救命之恩，终生难忘。"于是"葱管导尿"被记载在孙思邈的书中。

这是我国记载最早的导尿方法，也是导尿管从此产生的缘由。而"癃闭"病采用导尿方法仅是权宜之计，并非根本治法。此病多是由于热淋或石淋引起，只要清热排石就可治愈。

孙思邈之所以为大医，正如他在《大医习业》中所论："凡欲为大医，必须谙《素问》、《甲乙》、《黄帝针经》、明堂流注、十二经脉、三部九候、五脏六腑、表里孔穴、本草药对，张仲景、王叔和、阮河南、范东阳、张苗、靳邵等诸部经方，又须妙解阴阳禄命，诸家相法，及灼龟五兆、《周易》六壬，并须精熟，如此乃得为大医。若不尔者，如无目夜游，动致颠殒。又须涉猎群书，何者？若不读五经，不知有仁义之道；不读三史，不知有古今之事；不读诸子，睹事则不能默而识之；不读《内经》，则不知有慈悲喜舍之德；不读《庄》《老》，不能任真体运，则吉凶拘忌，触涂而生。至于五行休王，七耀天文，并须探赜。若能具而学之，则于医道无所滞碍，尽善尽美矣。"这些论述既是孙思邈自己身体力行的写照，也是对后人的要求。

孙思邈主要著作为《千金要方》30卷和《千金翼方》30卷。其他还有《千金月令》《福禄论》《摄生真录》《枕中素书》《会三教论》《庄子注》《老子注》《银海精微》等多种，大都佚失。孙思邈对医学的巨大贡献，使他受到了历代人民群众的爱戴。

七、孙思邈的养生学说

（一）《养生铭》

《养生铭》，主要概括地论述了养生长寿方法，必须戒怒、防醉、守时、节食，这样才能精足、气畅、神安，特别指出了养生的关键在于个人能否重视养生并进行实践，"休论命""在本人"这种朴素唯物主义养生思想更应铭刻在心。《养生铭》其言诚谛，其理通达，果能信守奉行，自当百病莫侵。其全文如下：

怒甚偏伤气，思多太损神。神疲心易疫，气弱病来侵。勿使悲欢极，当令饮食均。再三防夜醉，第一戒晨嗔。亥寝鸣天鼓，寅兴漱玉津。妖邪难侵犯，精气自全身。若要无诸病，常当节五辛；安神宜悦乐，惜气保和纯；寿夭休论命，修行在本人。倘能遵此理，平地可朝真。

（二）《保生铭》

《保生铭》为养生专篇，收入《道藏》第 571 册。《医说》称："真人保生铭。"《道藏》涵芬楼影印明正统本之孙思邈所作《保生铭》，简明扼要地指出了人们日常生活中应注意的养生要点和养生饮食、导引、精神等保健问题，强调人们更应重视劳动、洗浴、起居、房事、环境诸方面，如能身体力行，必有益于身心健康。其全文如下：

> 人若劳于形，百病不能成。
>
> 饮酒忌大醉，诸疾自不生。
>
> 食了行百步，数将手摩肚。
>
> 睡不苦高枕，唾涕不远顾。
>
> 寅丑日剪甲，理发须百度。
>
> 饱则立小便，饥乃坐漩溺。
>
> 行坐莫当风，居处无小隙。
>
> 向北大小便，一生昏幂幂。
>
> 日月固然忌，水火仍畏避。
>
> 每夜洗脚卧，饱食终无益。
>
> 忍辱为上乘，谗言断亲戚。
>
> 思虑最伤神，喜怒伤和息。
>
> 每去鼻中毛，常习不唾地。
>
> 平明欲起时，下床先左脚。
>
> 一日免灾咎，却邪兼辟恶。
>
> 但能七星步，令人长寿乐。
>
> 酸味伤于筋，辛味损正气。
>
> 苦则损于心，甘则伤其志。
>
> 咸多促人寿，不得偏耽嗜。

春夏任宣通，秋冬固阳事。

独卧是守真，慎静最为贵。

财帛生有分，知足将为利。

强知是大患，少欲终无累。

神气自然存，学道须终始。

书于壁户间，将用传君子。

（三）《枕上记》

《枕上记》又称《孙真人枕上记》，为孙思邈所作，主要论述在日常生活中从早晨到晚上的整个养生长寿的理论，阐明了饮食、导引、按摩、房事、运动等具体养生之道和注意事项，强调了自宿、饮食、运动的重要性，告诉读者在日常生活中，每日枕上，切须常记。南宋陈元靓于《事林广记》中录《孙真人枕上记》中的一首养生歌，全文如下：

清晨一碗粥，夜饭莫教足。

撞动景阳钟，扣齿三十六。

大寒与大热，且莫贪色欲。

醉饱莫行房，五脏皆翻覆。

艾火慢烧身，争如独自宿。

坐卧莫当风，濒于暖处浴。

食饱行百步，常以手摩腹。

莫食无鳞鱼，诸般禽兽肉。

自死兽与禽，食之多命促。

土木为形象，求之有恩福。

父精母血生，那忍分南北。

惜命惜身人，六白光如玉。

（四）《卫生歌》

《卫生歌》由孙思邈所作，《道藏》（涵芬楼影印明正统本）、《寿世青编》均称《孙真人卫生歌》。其歌深入浅出地从养生长寿理论和方法上做了概括和总结，是极有价值的通俗著作，读起来朗朗上口，历来为人喜爱。《卫生歌》分卷上、卷下两部分：

卷上：

> 天地之间人为贵，头象天兮足象地。
>
> 父母遗体宜宝之，箕裘五福寿为最。
>
> 卫生切要知三戒，大怒大欲并大醉。
>
> 三者若还有一焉，须防损失真元气。
>
> 欲求长生先戒性，火不出兮神自定。
>
> 木还去火不成灰，人能戒性还延命。
>
> 贪欲无穷忘却精，用心不已失元神。
>
> 劳形散尽中和气，更仗何能保此身。
>
> 心若太费费则竭，形若太劳劳则怯。
>
> 神若太伤伤则虚，气若太损损则绝。
>
> 世人欲识卫生道，喜乐有常嗔怒少。
>
> 心诚意正思虑除，顺理修身去烦恼。
>
> 春嘘明目夏呵心，秋呬冬吹肺肾宁。
>
> 四季常呼脾化食，三焦嘻却除烦热。
>
> 发宜多梳气宜炼，齿宜数叩津宜咽。
>
> 子欲不死修昆仑，双手揩摩常在面。
>
> 春月少酸宜食甘，冬月宜苦不宜咸。
>
> 夏要增辛宜减苦，秋辛可省但教酸。
>
> 季月少咸甘略戒，自然五脏保平安。

若能全减身康健，滋味偏多无病难。

卷下：

春寒莫使棉衣薄，夏月汗多宜换着。

秋冬衣冷渐加添，莫待病生才服药。

唯有夏月难调理，伏阴在内忌冰水。

瓜桃生冷宜少食，免至秋来成疟痢。

心旺肾衰宜切记，君子之人能节制。

常令充实勿空虚，日食须当去油腻。

太饱伤神饥伤胃，太渴伤血多伤气。

饥食渴饮莫太过，免致膨脖损心肺。

醉后强饮饱强食，未有此身不生疾。

人资饮食以养生，去其甚者将安适。

食后徐行百步多，手搓脐腹食消磨。

夜半灵根灌清水，丹田浊气切须呵。

饮酒可以陶情性，太饮过多防有病。

肺为华盖倘受伤，咳嗽劳神能损命。

慎勿将盐去点茶，分明引贼入肾家。

下焦虚冷令人瘦，伤肾伤脾防病加。

坐卧防风来脑后，脑内入风人不寿。

更兼醉饱卧风中，风才着体成灾咎。

雁有序兮犬有义，黑鲤朝北知臣礼。

人无礼义反食之，天地神明终不喜。

养体须当节五辛，五辛不节反伤身。

莫教引动虚阳发，精竭荣枯病渐侵，

不问在家并在外，若遇迅雷风雨大。

急须端肃畏天威，静室收心宜谨戒。

恩爱牵缠不自由，利名萦绊几时休。

放宽些子自家福，免致中年早白头，

顶天立地非容易，饱食暖衣宁不愧。

思量无以报洪恩，晨夕焚香频忏悔。

身安寿永福如何，胸次平夷积善多。

惜命惜身兼惜气，请君熟玩卫生歌。

（五）养生"十六不欲"

孙思邈的《千金要方》中专辟"食疗篇"，提出了养生"十六不欲"：不欲极饥而食，不欲极渴而饮，不欲甚劳，不欲甚逸，不欲流汗，不欲多唾，不欲奔走车马，不欲极目远望，不欲多啖生冷，不欲饮酒当风，不欲数数沐浴，不欲广志远愿，冬不欲极温，夏不欲穷凉，不欲露卧星月，不欲眠中用扇。

（六）养生秘诀——"四少""四多"

延年益寿需要坚持不懈地身体力行，绝不是简单地吃点什么、喝点什么就可以达到目的的。养生必须符合科学。孙思邈对养生早就有精辟、科学、系统的论述。孙思邈尊号"孙真人"，不仅创立了养生学说，而且身体力行，因此他不仅寿享高龄，而且活得健康快乐。他的养生要诀是"四少""四多"。"四少"是指"口中言少，心中事少，腹中食少，自然睡少"。"四多"即"少欲多足，少言多思，少逸多劳，少食多餐"。

少欲多足是指人们若要长寿健康，就必须克服私欲，知足者常乐也。凡私欲熏心者，必患得患失，猜疑嫉妒，绞尽脑汁，心神不定。久而久之，必定会伤身耗神，虚火内升，伤心伤身，自然难以健康长寿。从另一个角度来讲，养生者也要克制性欲，纵欲必定伤身。

少言多思是指言语过多会伤气，致精与神都会有损。况语多再加上过激，更易斗气，便伤神又伤身了。少言，并不意味着少思，凡事要多思，就不会令脑细胞萎缩，便可以预防阿尔茨海默病。要多思考，多读写，以保持大脑的健康。

少逸多劳是说生命在于运动。很多人一退休就耽于安乐，多百病缠身，况且久卧伤气，久坐伤肉。身体久不活动，气血不畅，久而久之，百病自然丛生矣。因此各个年龄层的人都要多做适合自己的运动，方能健康，并延缓衰老。

少食多餐的意思是指人体是一个非常精密的整体，如食纳过量，定伤脾胃。吃得多，反而吸收少，白白增加内脏的负荷。尤其是老年人，若过量进食，便会加重心脏负担，乃至心力衰竭。过量的吃喝最易致心脏病、高血压、糖尿病、痛风、癌症等。因此要想长寿，一定要节制饮食，少吃多餐。

（七）"戒十二多"

孙思邈很重视精神调摄，指出："故善养生者，常少思、少念、少欲、少事、少语、少笑、少愁、少乐、少喜、少怒、少好、少恶，此十二少者，养性之都契也。"同时也提出了"戒十二多"，并说明"多"对人健康的害处。"多思则神殆，多念则志散。"思则伤脾，思虑过多会使脾的生理功能失常，出现脾胃呆滞、食欲不振、脘腹胀满、形体消瘦等。多思多念还消耗元气。"多喜则忘错昏乱，多笑则脏伤。"喜则伤心，心主神明。喜过度易致精神失常，诱发心悸、失眠、烦躁等病症。狂笑则损内脏，影响内脏的正常生理功能。"多事则形劳，多语则气乏。"过多地操持烦琐事务，说话时间过长，就使脑神经持续不断地处于紧张状态，从而出现脑神经疲乏、失眠多梦、食欲不振、体力不支等现象，久而久之，就会影响健康。"多欲则志昏，多好则专迷不理。"多欲耗伤人的精力，令人头脑昏沉。而一味贪图虚荣，则使人思想庸俗，甚至损害身心健康。玩物丧志，沉湎于个人爱好之中，就会妨碍自己追求学问和完成事业。"多愁则心摄，多怒则百脉不定。"忧愁则伤肺，怒则伤肝。多怒则肝气不畅，情志失调，就会出现精神抑郁、胸闷肋痛等。多愁损伤肺气，消耗元气，使人神气不足，情志抑郁，从而导致血压不稳、心跳脉搏不规律等病症，使正气虚弱而百病丛生。"多乐则意溢，多恶则憔悴无欢。"乐得过多，同样会耗散人的精力。多恶使人对身外的事物无一好感，自觉无称心之事，无欢乐可言，人也就会憔悴。总之，七情六欲过多即损害健康，它们使人气滞神伤，脏腑功能失调，诱发疾病，可使轻病变重，重病变危。这里所说的"多"和"少"是相对的，与我们常说的"勤动脑""勤动手"并不矛盾。因此，孙思邈又说："无多无少者，得几于道矣。"这就是说，一切要做到适度。孙氏提倡节欲，在于不违常理，而使气血充固，真气长存。

（八）养生十三法

十三法是孙思邈总结出的 13 种养生方法，又名耳聪明法。

1. 发常梳

将手掌互搓 36 下令掌心发热，然后由前额开始扫上去，经后脑扫回颈部。早晚做 10 次。头部有很多重要穴位。经常做这动作，可以祛风明目、防止头痛、耳鸣、白发和脱发。

2. 目常运

（1）合眼，然后用力睁开眼，眼珠打圈，望向左、上、右、下四方；再合眼，然后用力睁开眼，眼珠打圈，望向右、上、左、下四方。重复 3 次。

（2）搓手 36 下，将发热的掌心敷上眼部。

这一动作可以强化眼睛，纠正近视和远视。

3. 齿常叩

口微微合上，上下排牙齿互叩，无须太用力，但牙齿互叩时须发出声响。做 36 下。这动作可以通上下颚经络，帮助保持头脑清醒，加强肠胃吸收、防止蛀牙和牙骨退化。

4. 漱玉津

这里所指的玉津即津液、口水。从现代科学角度分析，口水含有大量酵素，能调和激素的分泌，因此经常做以下动作，可以强健肠胃，延年益寿。

（1）口微微合上，将舌头伸出牙齿外，由上面开始，向左慢慢转动，一共转 12 圈，然后将口水吞下去。之后再由上面开始，反方向再做一下。

（2）口微微合下，这次舌头不在牙齿外边，而在口腔里，围绕上下颚转动。左转 12 圈后吞口水，然后再反方向做一次。吞口水时，尽量想象将口水带到下丹田。

5. 耳常鼓

每天临睡前做，可以增强记忆和听觉。

（1）双掌掩耳，用力向内压，然后放手，听到"卜"的一声。重复做 10 下。

（2）双掌掩耳，将耳朵反折，双手中指钩住食指，以食指用力弹后脑风池穴 10 下，"卜卜"有声。

6. 面常洗

这一动作经常做，可以令脸色红润有光泽，同时不会有皱纹。

（1）搓手 36 下，暖手后用手上下扫面。

（2）暖手后双手同时向外圈。

7. 头常摇

双手叉腰，闭目，垂下头，缓缓向右扭动，再缓缓恢复原位为一次，共做 6 次。反方向重复。经常做此动作可以令头脑灵活，防止颈椎增生。不过，注意要慢慢做，否则会头晕。

8. 腰常摆

身体和双手有韵律地摆动。当身体扭向左时，右手在前，左手在后，在前的右手轻轻拍打小腹，在后的左手轻轻拍打"命门"穴。反方向重复。最少做 50 下，做够 100 下更好。此动作常做可以强化肠胃、固肾气、防止消化不良、治疗胃痛、腰痛。

9. 腹常揉

搓手 36 下，手暖后两手交叉，围绕肚脐按顺时针方向揉。把自己的身体当作是一个时钟。揉的范围由小到大，做 36 下。此动作常做可以帮助消化、吸收、消除腹部鼓胀。

10. 摄谷道

摄谷道即提肛。吸气时提肛，即将肛门的肌肉收紧。闭气，维持数秒，直至不能忍受，然后呼气放松。此动作无论何时都可以练习。最好是每天早晚各做 20~30 下。相传这动作是十全老人乾隆最得意的养生功法。

11. 膝常扭

双脚并排，膝部紧贴，人微微下蹲，双手按膝，向左右扭动，各做 20 下。此动作可以强化膝关节，所谓"人老腿先老、肾亏膝先软"，想要延年益寿，就要由双脚做起。

12. 常散步

挺直胸膛，轻松地散步。最好心无杂念，尽情欣赏沿途景色。民间有个说法："饭后走一走，活到九十九。"虽然有点夸张，不过，散步确实是有益的运动。

13. 脚常搓

此动作常做可以治失眠、降血压、消除头痛。脚底集中了全身器官的反射区，经常搓脚可以强化各器官，对身体有益。

（1）右手搓左脚，左手搓右脚。由脚跟至脚趾，再搓回脚跟为一下。共做 36 下。

（2）两手大拇指轮流擦脚心涌泉穴，共做 100 下。

（九）《存神炼气铭》

孙思邈对气功功法亦深有研究，精通修昆仑法、黄帝内视法、调气法、四季行功养生法、子夜坐功、天竺国按摩法、老子按摩法和面部按摩法等。《存神炼气铭》即是他研究、实践的结晶之一，里面详细论述了神与气对身心健康的作用，并精辟地阐明了神与气之间的关系，以及"五时七候"之说，颇具特色。该铭在此基础上提出了炼气的方法，对于人们锻炼身体，很有参考和使用价值。

《存神炼气铭》载：

　　夫身为神气之窟宅，神气若存，身康力健；神气若散，身乃死焉。若欲存身，先安神气；即气为神母，神为气子。神气若俱，长生不死。若欲安神，须炼元气。气在身内，神安气海。气海充盈，心神安定。定若不散，身心凝静。静至定俱，身存年永。常住道源，自然成圣。气通神境，神通慧命。命住身存，合于真性。日月齐龄，道成究竟。依铭炼气，欲学此术，先须绝粒。安心气海，存神丹田。摄心静虑，气海若具，自然饱矣。专心修者，百日小成，三年大成。初入五时，后通七候。神灵变化，出没自在。峭壁千里，去住无碍。气若不散，气海充盈，神静丹田，身心永固，自然回颜驻色，变体成仙，隐显自由，通灵百变，名曰度世，号曰真人。天地齐年，日月同寿。此法不服气，不咽津，不辛苦。要吃但吃，须休即休。自在自由，无阻无碍。五时七候，入胎定观。

（十）丹修《四言诗》

孙思邈博通经传，学通"三家"（儒、佛、道），几度修隐，常居名山，洞明医道。丹修《四言诗》的主要内容是孙思邈论述内丹修炼的步骤和修炼过程中的感应及体会，也是其养生自修活动的真实写照。

丹修《四言诗》全文如下：

取金之精，合石之液。

列为夫妇，结为魂魄。

一体混沌，两精感激。

河车覆载，鼎候无忒。

烘炉烈火，洪焰翕赫。

烟未及黔，若藏霹雳。

姹女气索，婴儿声寂。

透出两仪，丽于四极。

壁立几多，马驰一驿。

宛其死矣，适然从革。

恶黝善迁，情回意易。

紫色内达，赤芒外射。

熠若火生，乍疑血滴。

号曰中还，退藏于密。

雾散五内，川流百脉。

骨变金植，颜驻玉泽。

阳德乃敷，阴公乃积。

南宫度名，北斗落籍。

（十一）《摄养论》

《摄养论》，《道藏》（涵芬楼影印明正统本）称《孙真人摄养论》。其论是药王孙思邈依一年中农历 12 个月气候变化和人体脏气盛衰情况提出的饮食调剂、起居宜忌、防治疾病的养生理论和方法。其内容节选如下：

正月，肾气受病，肺脏气微。宜减咸酸，增辛味，助肾补肺、安养胃气。勿冒冰冻，勿极温暖。早起夜卧，以缓形神。勿食生葱，损人津血。勿食生蓼，必为癥瘕，面起游风。勿食蜇藏之物，减折人寿。勿食虎、豹、狸肉，令人神昏不安。

二月，肾气微，肝当正旺。宜减酸增辛，助肾补肝。宜静膈，去痰水，小泄皮肤微汗，以散玄冬蕴伏之气。勿食黄花菜、陈醋、菹，发痼疾。勿食大小蒜，令人气壅，关膈不通。勿食葵及鸡子，滞人血气，冱精。勿食兔及狐貉肉，令人神魂不安。

三月，肾气已息，心气渐临，木气正旺。益减甘增辛，补精益气。慎避西风，散体缓形，便性安泰。勿专杀伐，以顺天道。勿食黄花菜、陈醋、菹，发症瘕，起瘟疫。勿食生葵，令人气胀，化为水疾。勿食诸脾，脾神当王。勿食鸡子，令人终身昏乱。

四月，肝脏已病，心脏渐壮。宜增酸减苦，补肾助肝，调胃气。勿暴露星宿，避西、北二方风。勿食大蒜，伤神魂，损胆气。勿食生薤，令人多涕唾，发痰水。勿食鸡、雉肉，令人生痈疽，逆元气。勿食鳝鱼，害人。

五月，肝脏气休，心正旺。宜减酸增苦，益肝补肾。固密精气，卧起俱早。每发泄，勿露体星宿下，慎避北风。勿处湿地，以招邪气。勿食薤韭，以为症瘕，伤神损气。勿食马肉及獐鹿肉，令人神气不安。

六月，肝气微，脾脏独王。宜减苦增咸，节约肥浓，补肝助肾，益筋骨。慎东风，犯之令人手足瘫痪。勿用冷水浸手足，勿食葵，必成水癖。勿食茱萸，令人气壅。

七月，肝心少气，肺脏独王。宜安宁情性，增咸减辛，助气补筋，以养脾胃。勿冒极热，勿恣凉冷，勿发大汗，勿食茱萸，令人气壅。勿食猪肉，损人神气。

八月，心脏气微，肺金用事。宜减苦增辛，助筋补血，以养心肝。勿犯邪风，令人骨肉生疮，以为疬痢。勿食小蒜，伤人神气，魂魄不安。勿食猪肚，冬成嗽疾，经年不瘥。勿食鸡、雉肉，损人神气。

九月，阳气已衰，阴气大盛。暴风数起，切忌贼邪之风。宜减苦增咸，补肝益肾，助脾资胃。勿冒风霜，勿恣醉饱。勿食莼菜，有虫不见。勿食姜蒜，损人神气。勿食经霜生菜及瓜，令人心痛。勿食葵，化为水病。勿食犬肉，减算夭寿。

十月，心肺气弱，肾气强盛。宜减辛苦，以养肾脏。勿伤筋骨，勿泄皮肤。勿妄针灸，以其血涩，津液不行。勿食生椒，损人血脉，勿食生薤，以增痰水。勿食熊猪肉、莼菜，衰人颜色。

十一月，肾脏正旺，心肺衰微。宜增苦味，绝咸，补理肺胃。勿灸腹背，勿暴温暖，慎避贼邪之风；犯之，令人面肿，腰脊强痛。勿食貉肉，伤人神魂。勿食螺、蚌、蟹、鳖，损人元气，长尸虫。勿食经夏醋，发头风，成水病。勿食生菜，令人心痛。

十二月，土当王，水气不行。宜减甘增苦，补心助肺，调理肾脏。勿冒霜露，勿泄津液及汗，勿食葵，化为水病。勿食薤，多发痼疾。勿食鼋鳖。

（十二）《福寿论》

孙思邈在《福寿论》中通过人的衣食住行等方面的具体的现实生活，系统地提出人的善恶标准、道德规范，将其有机地同"福"和"寿"联系在一起。他讲的道德在这里当然是"全民性"的道德。他认为人在生活中的福、祸、善、恶都是人自为之，"福者，造善之积也，祸者，造不善之积也。鬼神盖不能为人之祸，亦不能致人之福""富贵者以轻势取为非分也，贫贱者以妄盗取为非分也，神而记之，人不知也"。《福寿论》全文如下：

圣人体其道而不为也，贤人知其祸而不欺也，达人断其命而不求也，信人保其信而静守也，仁者守其仁而廉谨也，士人谨其士而谦敬也，凡人昧其理而苟非为也，愚人知其愚而不惮也，小人反其道而终日为也。福者，造善之积也；祸者，造不善之积也。鬼神盖不能为人之祸，亦不能致人之福，但人积不善之多而煞其命也。富贵者以轻势取为非分也，贫贱者以妄盗取为非分也，神而记之，人不知也。亦不可一、二咎而夺其人命也。亦有爵禄，被人轻谤。及暴见贬黜，削其名籍，遭其横病者，多理辅不法所致也。理辅不正不死者，其寿余禄未尽也；正理辅而死者，算尽也。贫者多寿，富者多促。贫者多寿，以贫穷自困而常不足，不可罚寿；富者多促，而奢侈有余，所以折其命也，乃天损有余而辅不足。亦有贫贱饥冻，曝露其尸不葬者，心不吉之人也。德不足是以贫焉，心不足是以死焉，天虽然不煞，自取其毙也，不合居人间承天地之覆载，戴日月之照临，此非人者也，故有官爵之非分、车马之非分、妻妾之非分、童仆之非分（以上谓之不仁者非分也）、有屋宇之非分、粟帛之非分、衣食之非分、货易之非分（以上谓之不俭者非分也），则神而记之，三年五年十年二十年不过此，过此神而追之，则死矣。

官爵之非分者，崎岖而居之，贿赂而得之，德薄而执其位，躁求而窃其禄。求其躁取而必强，强而取之非分也，即有灾焉病焉死焉，神已记之，人不知也。

车马之非分，市马惴其价，而马欲其良，水草而不时，鞭勒过度，奔而不节，不知驱驰之疲，不知远近之乏，不护险阻之路。畜不能言，天哀力竭，此非分也。神已记之，人不知也。

妻妾之非分者，所爱既多，费用必广。淫逸之道，必在骄奢。金翠之有余，兰膏之有弃，恶贱其纹彩，厌饫其珍馐，人为之难，余为之易。人为之苦，余为之乐。此非分也，神又记之，人不知也。

童仆之非分者，以良为贱，以是为非，苦不悯之，乐不容之，寒暑不念其勤劳，老病不矜其困愈，鞭打不问其屈伏，凌辱不问其亲疏。此非分也。神又记之，人不知也。

屋宇之非分者，人不多而构其广厦，价不厚而罚其工人。以不义之财，茸其无端之舍，功必至（此处字缺），必明斤斧血力，木石劳（此处字缺），神不知环堵之贫，蓬户之陋。此非分也。神已记之，人不知也。

粟帛之非分者，其植也广，其获也劳，其农也负，其利也倍，畜乎巨廪，动余岁年，盗贼之羁縻，雀鼠之巢穴，及乎困农负债，利陷深冤。此非分也。神已记之，人不知也。

衣服之非分者，纹彩有余，余而更制，箱箧之无限，贫寒之不施。不念裸露之凌寒，布素之不足，以致蠹鱼鼠口，香黤腐烂。此非分也。神已记之，人不知也。

饮食之非分者，一食而须其水陆，一饮而聚其弦歌，其食也寡，其费也多，民之糠粝不充，此以膻腻有弃，纵其仆妾，委掷泥涂。此非分也。神已记之，人不知也。

　　货易之利厚，不为非分，利外克人，此为非分。接得非常之利者，祥也。小人不可以轻而受之，其所鬻者贱，所价者贵，彼之余而我之贼，贼而得之者祸也，幸而得之者灾也，分而得之者吉也，屈而得之者福也。

　　夫人之死，非因依也，非痾瘵也，盖以积之不仁之多，造不善之广，神而追之则（此处字缺）矣。人若能补其过，悔其咎，布仁惠之恩，垂悯恤之念，德达幽冥，可以存矣。尚不能逃其往负之灾，不然者，其祸而多，其寿而促。金之得盈，福之已竭，且无义之富，血属共之，上之困焉，下之丧焉。如此者于我如浮云，不足以为富也。人若奉阴德而不欺者，圣人知之，贤人护之，天乃授之，人以悦之，鬼神敬之。居其富而不失其富，居其贵而不失其贵，祸不及矣，寿不折矣，攻劫之患去矣，水火之灾除矣，必可保生全天寿也。

第四部分　具茨山与朱橚

中原是伏羲制九针、神农尝百草、黄帝修道研医教民治百病的主要地方，又是中华医药的发祥地，具有悠久的中药材种植、采集和加工历史。具茨山得天独厚，位于中原文化的核心地区，历史上曾有人类祖先最早在山顶上居住的记载。具茨山老山坪古城遗址具备相当高的历史研究价值。唐代初年，一代药王孙思邈就长年在此采药行医，并著《千金要方》《千金翼方》等医学专著。至明代，周定王朱橚一生情系具茨山（明代叫钧州明山），在具茨山上为他自己建造陵墓耗费工期十年有余，这十多年期间朱橚本人大部分的时间是在具茨山度过的。《救荒本草》一书就是朱橚踏遍具茨山的写照，书中对植物资源的利用做了全面的总结，对我国植物学、农学、医药学等科学的发展都有一定影响。

朱橚好学，能词赋，曾作《元宫词》百章，又组织编著了《救荒本草》《保生余录》《袖珍方》和《普济方》等医学作品，对我国医药事业的发展做出了巨大的贡献。

一、周定王墓与娘娘坟

（一）周定王墓

朱橚死后葬于具茨山，如今的周定王陵景区由明代周定王墓、王妃墓（即娘娘坟）及其周围的自然景观所构成。

周定王陵景区的西部是层峦叠嶂的嵩岳余脉，东部则是广袤的黄淮平原，历史上这里叫具茨山，是轩辕黄帝进行重大政治活动的地方。

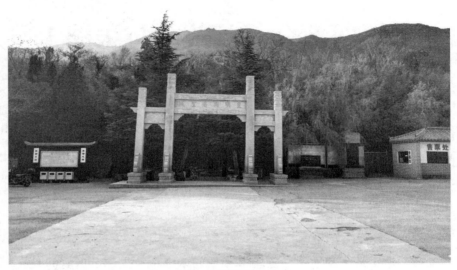

周定王陵景区大门

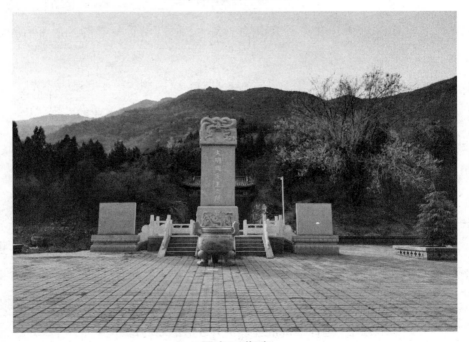

周定王墓碑

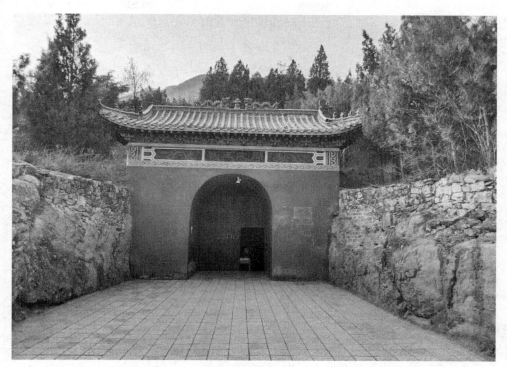

周定王墓入口

　　这里风光秀丽，历史景点繁多，具有丰富的文化内涵。其中的周定王墓、王妃墓于2013年3月5日被命名为"全国重点文物保护单位"。

　　周定王墓的发现是个偶然的事件。1948年，王家村三组的村民乔秀老汉在山坡上犁地，突然，牛的一条腿蹬出了一个窟窿，牛腿也陷进了窟窿里，等把牛腿拔出来后，乔秀老汉用长长的牛鞭杆儿伸进窟窿里，竟发现伸不到底，乔秀老汉就找来村里的年轻人，将洞一点一点挖开，原来是个盗洞口。

　　乔秀老汉犁的地，其实就在周定王的陵墓之上。周定王墓的发现，在当时成了一件稀罕事。据老辈人说，当时这里人山人海，白天晚上都有很多人来看，十里八乡的，几十里之外的，甚至百里以外的都有，真正进入墓室内的人不多，进去的人也不知道看到啥没有，因为没有电灯看不清，出来直说漂亮，惹得很多人前去观看。

当时人们传得很邪乎，进去的人说里面有一里多长，还有群众传说里面有戏台子，还在唱戏，但戏台子和观众隔着一条河，人根本过不去，也走不到戏台子前看。当时没有电，极个别有钱人用手电筒，大多数群众都是点麻秆儿进去看的，哪里看得清里面的东西？况且，依当时人们的认识，进入墓洞，就够害怕了，所以很少有人能看得清。墓室里到底有些什么？这成了一个谜。谜底在墓被发现了 10 年后的 1958 年，被当时的禹县县委书记揭开了。

也许是因为传说墓里有河的原因吧，当时的县委书记认为墓里既然有水，不妨把它打开，用里面的水浇地，造福人民。于是就动用了百名劳教人员扒开了墓道，哪承想，里面仅有很少的水，根本不能浇地用。但既然打开了，干脆让人们参观吧。当时，每人收 5 分钱的门票。很多事往往就是这样，越是神秘，越吸引人去追寻，一旦这神秘失去，反倒没人有兴趣了。墓室没有打开的时候，因为神秘的传说，人们急着进去看，但墓室打开后，真相大白了，因当时社会经济条件差，买票参观的人越来越少，从此，周定王墓就被冷落下来了。

周定王墓是明太祖朱元璋的第五子朱橚及其王妃们的墓区。墓区左边是青龙岭，右边是卧虎山，山岭呈弯曲状向左右两边延伸为罗圈椅形。周定王墓坐落在"椅子"的环抱之中，背依险峻的山峰。正中间峰名太白崖，称为"中天一柱"；太白崖南 200 米处的一座石峰，名为"龙拉磨"，称为"南天一柱"；太白崖北 200 米处一座石峰，名为"金字石"，称为"北天一柱"。三柱鼎立，形成擎天之势。

周定王墓就建于金字石下侧，金字石两侧的老鸦坪和旋磨顶，两峰各延展一岭，于二里外汇合，汇合处的高地有座"府城隍庙"，鸟瞰整座山，在此形成"二龙戏珠"。北山半山腰有一石洞，名叫"炸龙洞"，山下有一脊石叫"龙抓石"；南山有石虎，名叫"太虎石"，形成龙虎把门之势。墓前 200 米处有一天然形成的土包，上圆下方，高 7 米，下方周长 32 米，人称"怀中抱印"。周定王墓背靠明山，面对陉山，左有青龙，右有白虎，是一块风水宝地。周定王墓与娘娘墓的周边，现仍遗留有许多自然景观，如龙拉磨、金字石、古山寨、太虎石、太白崖、九龙口、夜明观、老天爷洗脸盆、孟公庵、天填墓石等，山水奇异，是一处绝好的人文景观和自然风光游览区。

朱元璋建立大明后，朱橚被封为周王。到建文帝时，朱橚被削掉王爵为庶民百姓。燕王朱棣打败建文帝直入南京后即为其平反，恢复其王爵。他选墓地于此是因为这里山清水秀，草木繁茂。此山有虎有龙，是一绝佳茔地。于是他大兴土木，在此修建墓穴。当时整个墓区是一组规模庞大的建筑群，包括大门，富丽堂皇的飨殿和拜殿及一些石兽，东西长约 1.5 千米。据说周定王下葬之日，北山崩裂，一条巨龙腾空而起，南山石虎也突然昂首，虎视眈眈地守卫着山口。这被称为龙虎把门，此为"龙虎山"名字的由来。

周定王墓，位于老官山东麓的一个缓坡上，坐北朝南，是由砖、石构筑而成的规模宏大、建筑雄伟的地下宫殿建筑群。因为朱橚一生没有实现称帝的愿望，晚年决心要建一个比皇帝陵墓还要大的墓穴，所以，其墓室建筑气势恢宏，建筑面积达 1 400 多平方米，比北京定陵还要大。它是十三陵的缩影。整个地宫由墓道、墓门、甬道、前室、后室组成。墓门用砖石拱券而成，门额上有富丽堂皇的屋檐装饰。室内共 10 对大青石门，现在基本保存完好。周定王墓前，还建有两座大殿，分别称拜殿、飨殿，是周定王后代祭祖的地方。现有遗址。

这座墓建造恢宏，墓前没建神道，原因至今还是个谜。站在周定王墓前，环顾四周，人们不由得就会想到中国的"风水"文化太神奇了！周定王墓是依山而建，墓的上边有天然的山包，正做了墓的"穿"，墓的两边分列至两道山巅蜿蜒而下，组成了一把天然的"罗圈椅"，墓正前方，约有 8 000 米处可见架山，老百姓叫陉山，即朝山、案山，这座山的山石全是红石，这正应了传说中的"青石墓、红石门，后代定出大能人儿"。所以当地有说法为："前朱雀、后玄武、左青龙、右白虎。"头枕金子石，腰铺莲花盆，前堂城隍庙，脚蹬夜明珠（陉山）。

周定王墓整个墓道呈斜坡状，宽 5 米，长 20 米，墓门门额呈半圆形，上方镶嵌有仿古结构的屋檐装置，用深黄色、浅绿色琉璃瓦装饰成殿堂屋檐式样，古朴典雅，别具一格。

陵墓地宫由墓道、墓门、甬道、前室、后室组成，且前室、后室各有四个耳室。墓内甬道、前室和后室的地面用细料方砖铺成，每块方砖长、宽各 41 厘米，厚 0.8 厘米。

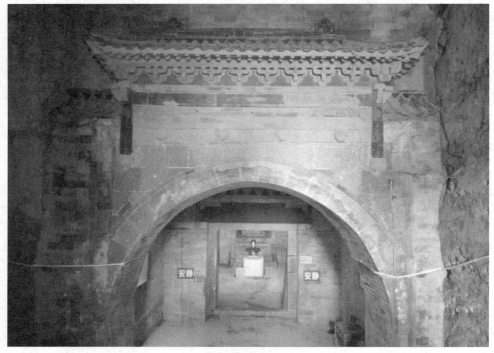

周定王墓墓门

进入墓门后，经过一条长 655 厘米、宽 644 厘米的神道，就到了墓的前门，门饰与头道门相似，安装有厚 20 厘米、高 317 厘米的青灰色石灰岩质石门两扇。

地宫前殿宽 958 厘米、长 1 233 厘米，左右两侧各有宽 371 厘米、深 1 025 厘米的横洞两个，均安装石门两扇，是殉葬王妃的宫室。

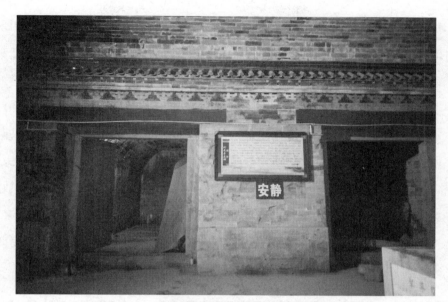

周定王墓前门

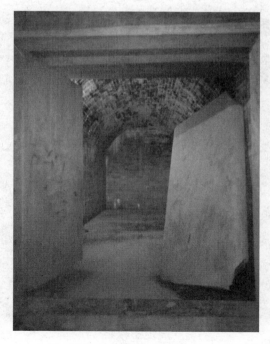

周定王墓地宫内的石门

　　正殿殿门方正，门额上部装饰与前殿殿门相同，也装有庞大的石门两扇。穿过殿门，就是周定王停灵之处，也是地宫的主体部分——正殿。正殿宽 2 517 厘米，深 957 厘米，高 1 500 厘米。周定王的棺椁停放于正中方位。棺椁后面壁上有一龛室，龛内原有一个直径约二尺（67 厘米）的白石球一枚，可惜已毁。定王地宫正殿后壁，并排有四条砖石券就的洞殿，中间两条略为突出，门额上嵌有屋檐装饰，其他两洞则无，四洞均有石门。据考证四洞均为殉葬王妃的宫室，中间两条洞殿安葬妃子的身份较另外两洞所葬妃子的身份高。停放灵椁的寝殿地面全部为汉白玉铺就。宫墙为特制磨面大青砖。券砖每块 20 多千克，全都是水磨砖，砌出来的缝一墨一线。另外地宫所有石门都是滚珠封闭，一旦关上，休想从内部打开。

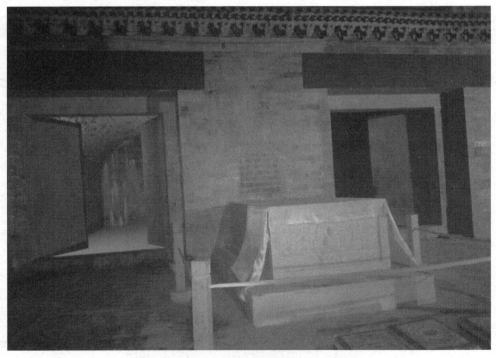

周定王棺椁

（二）娘娘坟

20世纪60年代初，老官山下的王家村，现在的五组（上营），再次成为十里八乡的关注之地。而这次被关注的中心人物之一，就是赵天水的父亲赵国章（赵掌）。

这次发现的是周定王的嫔妃墓葬，当地称"娘娘坟"。那是1963年的农历九月，当时赵天水9岁，已经会帮父亲在自家院子里挖红薯窖。赵天水家是天井院，挖红薯窖挖到一定深度时开始挖拐洞，娘娘坟就是他们在挖拐洞时发现的。在拐洞挖到一米左右时，他们挖到了大背砖墙。按说，这样的砖砌出来的墙在王家村附近经常见到，也不是啥稀罕事，他们便准备把砖墙打透了，谁知道那砖墙竟有4尺多厚，并且极其坚硬，很难打。赵天水的父亲就一个人用钎子打，打着打着，钉子猛一下打空了。赵天水的父亲就用力拔钎子，钎子拔出来后，打通处发出怪气，并冒出一股难闻的气味……

后来终于打通了，赵天水拿着点着的麻秆儿探头爬进了地宫，只看到打碎的琉璃棺椁和墓室内的淤泥，他就跟父亲说了一遍。

赵天水的父亲就给自己的兄弟赵国杰说了情况，赵国杰就到当时的无梁公社汇报了这件事。

当时公社里管文化的领导听说后，也不敢怠慢，把发现古墓的事向县里做了汇报。

几天后，当时的禹县文物管理所所长教之中赶到赵天水家里，当时没有照相机，教所长就画了墓的形状，丈量了墓的面积等。

再后来，这座墓的事就被搁置起来。但赵天水家可没消停，因为知道他家发现了古墓，盛传赵天水家挖出了夜明珠等文物，很多人就想知道是啥样的墓，潮水般涌到赵天水的家，白天黑夜，人流不断，吵得全家人白天晚上休息不成。赵天水家里人一再跟领导央求，最后把红薯窖填住了。到1994年又重新挖开，正式对外开放。

　　娘娘坟位于周定王墓右下方 400 米处，建在一块凤凰地之腹中，距地面十多米深，是座莲花形墓葬。它由墓道、墓门、雨道和环状墓穴及 17 个单体墓室组成，总建筑面积 1 300 多平方米。各单体墓穴中分别葬着王妃或宫人。17 个单体墓穴距离相等，墓室大小相同，墓室洞高 2.82 米、宽 2.4 米、深 2.86 米，雨道、墓穴、墓室内地面铺以细料方砖，17 个墓室内地面中部设有长 1.2 米、宽 0.4 米的"金井"，内部有黄土。其头都朝着一个共同的中心位置，而且每个墓室内都有一对墓志铭，以述其生平，即墓碑石碣。这种平面图既像齿轮，又像花环的地宫布局，是国内目前发现的唯一一种特殊的墓葬形制，是周定王墓区的主要组成部分，有着重大的历史艺术研究价值。

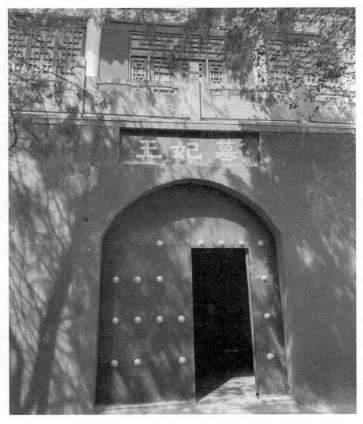

娘娘坟王妃墓大门

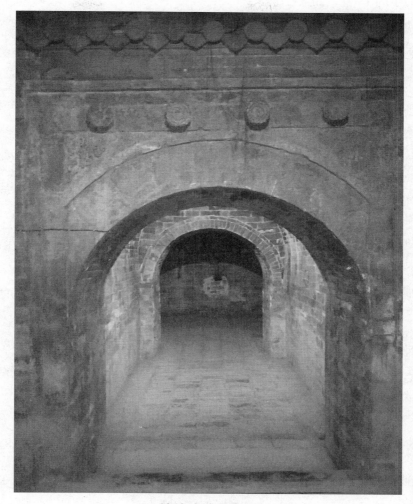

娘娘坟砖券穹顶

　　17个墓室中，所有木棺原本都用绿釉琉璃外椁一套，可惜已被损坏，形制不详。现在只能看到绿釉琉璃棺椁残片。

　　该墓出土有数方墓志和数通碑形石碣，根据其内容可知，墓内葬有王妃陈氏、倪氏、田氏、钱氏、左氏、旧王妃及陆妃等。在墓志中发现年龄最大的61

岁，最小的 18 岁，如其中的一方志大概为"故妃倪氏之墓"，志铭为"大明周府妃倪氏圹志铭"。其文如下：

妃倪氏，讳妙定，湖广茶陵县人，父讳安，母任氏，乃盛族之家也。生于元庚子年正月二十九日，长时，性资纯粹，聪慧异人。父母爱其善，抚教内治之仪，雍容宽裕，孝敬慈祥，于是早年膺容德之选，居于宫壸，小心谨慎，事上能尽其礼，和同列，待媪御，咸得其道。生有一女，受封为南阳郡主，选张义为仪宾，由是荣享有年。何其禀于天者有命，一旦遇疾，医治弗瘳，遂薨于永乐十八年庚子正月十一日，享年六旬有一，以××年十一月二十日葬于钧州明山之原。谨述其行，以镌于石，敬为铭曰：

惟妃德性，天赋之资；选居宫壸，恪循内仪；事上尽礼，抚下仁慈；曷其一疾，遽然逝之；玄宫已备，安葬有期；谨述志铭，永置于斯。

遗憾的是：地宫多处被盗，文物被洗劫一空，连铺地砖都没剩下几块，目前大家只能看到外椁的残片及介绍王妃简历的石碑。娘娘坟这种一穴多室的环形墓葬模式，从目前已发表的各种古代墓葬资料来看，尚属国内罕见，因此，有很高的研究价值。

二、朱橚对中医药学的贡献

朱橚就藩开封之初，推行恢复农业生产的经济政策，兴修水利，减租减税，发放种子，做了一些有利于发展生产的好事。当时，黄河在开封一带反复决堤，永乐皇帝曾提议他迁藩洛阳，王府都要开工建设了，他犹豫过，最后考虑到民生艰难而谢恩婉拒。

朱橚对禹州药市的形成与发展起到了关键性作用。明洪武元年朱元璋诏令全国各地药商在禹州集结，开始形成全国的中药材集散地。周王府衙在开封，禹州属开封道，直接归周王管辖，朱橚认为执行朝廷命令是他分内之事，这是朱橚研究中草药、发展中草药的前提。

　　朱橚组织和参与编写的著作共4种，分别是《保生余录》《袖珍方》《普济方》和《救荒本草》。

　　《保生余录》，全书两卷。

　　《袖珍方》全书四卷，3 000多方，其中有些还是周府自制的。1389年，朱橚因不守皇家规制，私自从开封到凤阳探望生病的岳父开国功臣冯胜，触怒太祖，被流放云南。在西南边陲，他看到当地风俗落后，卫生条件差，传染病和各种疾病肆虐流行，而各族群众普遍缺医少药，于是，就组织周王府和随行的医官李恒等人，编写了具有"家藏应效"且方便实用的《袖珍方》施舍民间。这部著作编著严谨，"因疾授方，对方以授药"，总结历代医家用方经验，条方类别，详切明备，便于应用。《袖珍方》仅在明代就被翻刻了十余次，可见受医家重视的程度。它的发行，对我国西南边陲医药事业的发展做出了巨大的贡献。

　　《普济方》是一部"采摭繁富，编次详析，自古经方更无赅备于是者"（见《四库全书提要》）的巨著。《普济方》是我国古代最大的一部方书。全书大致分为12部分，卷1~5论方脉，卷6~12论运气，卷13~43论脏腑，卷44~86论五官，卷87~250论内科杂病，卷251~267论杂治，卷268~272论杂录和符禁，卷273~315论外伤科，卷316~357论妇科，卷358~408论儿科，卷409~424论针灸，卷425~426论本草，共100余门，计1 960论，2 175类，61 739个药方，239图。对于所述病症均有论有方，保存了大量明以前散佚的文献，为后代学者提供了丰富的研究资料。李时珍的《本草纲目》引用其中的方剂就特别多。

三、《救荒本草》的社会作用和历史价值

　　在朱橚的所有著作中，《救荒本草》可能是成就最突出的。如果说《普济方》重在整理综合前人的成就，《救荒本草》则是以开拓新领域见长。但《救荒本草》具有资源调查性质，其编缀仅以食用植物为限，这一点与传统本草有所区别。可以说，《救荒本草》作为一部记载食用野生植物的专书，是从传统本草

学中分化出来的产物，同时也是我国本草学从药物学向应用植物学发展的一个标志。《救荒本草》全书两卷，共记述植物414种，其中近三分之二是以前的本草书中所没有记载过的。与传统本草著作不同，朱橚的描述来自直接的观察，不做烦琐的考证，只用简洁通俗的语言将植物形态等表述出来。描述一种植物，即附一幅插图，图文配合相当紧凑。就形式而言，很有区域被子植物志的意味。特别值得重视的是，这部书的图比以往本草著作中的都更准确、真实，对于普及植物学知识和便利民众寻找食物，具有重要意义。由于作者不仅可以在野外了解植物，而且还有自己的植物园，可以随时对植物进行细致的观察。所以，《救荒本草》在植物描述方面具有较高水平，能抓住植物的一些主要特征，如花基数、叶脉、花序等。此外该书还使用了一些易为学者和民众接受，能够简洁、确切地描述出植物特征的植物学术语，对植物学的发展有重要作用。

《救荒本草》对后人的影响非常之大，李时珍在《本草纲目》中称其"颇详明可据"，不仅从中引录了植物和画图，而且吸收了先进的描述方法，以植物的"形态""性味""生境""用途"等作为分类依据。朱橚体仁遵义，胸怀天下，喜好中医，知晓医理，弱冠之时，常念及"医药可以救夭伤之命，可以延老疾之生"。朱橚身为皇子，却一生倾情中医，组织医家编写了多部医学著作流传后世，意义深远，这不仅源于他对中医的热爱，也与他的济世情怀是分不开的。

朱橚主持编写的《救荒本草》独具一格，告诉人们如何利用自然界的植物代替食品，以度荒年。该书首开野菜著述一门，前无古人，影响深远。从编写的出发点和编写的内容与方法来看，都与以前的本草学著作不同，具有划时代的重要意义。

下面就朱橚《救荒本草》的历史价值和社会作用分段叙述。

1. 具茨山与《救荒本草》

神农氏从辨五谷到尝百草，给人类提供了果腹充饥、养生治病的物质资源，使人类有了生活的基础，保障了人类的生息繁衍。

　　具茨山山形地貌独特，自然植被繁茂，草木丰富，药材遍地。常言道："货出地道。"具茨山拥有的道地药材如下：

　　丹参：别名血参、血根。药用根。功效：有活血、调经、散瘀、止痛作用。

　　半夏：别名药芋头、三叶草、药狗蛋。功效：有燥湿化痰、降逆止呕作用。有毒。

　　山楂：别名山里红。功效：有消积、化痰、行瘀作用。

　　柴胡：别名竹叶柴胡、硬柴相。功效：有解表和里，疏肝、解郁作用。

　　桔梗：别名申梗、桐桔梗。功效：有宣肺气，散风寒，镇咳祛痰、除痛排脓作用。

　　紫苏：别名赤苏、香苏等。药用梗、叶及子。功效：苏梗，调中、祛寒、顺气、安胎；苏叶，发表散风寒、益脾利肺、下气宽中；苏子，消痰、止咳、下气、定喘。

　　薄荷：别名苏游荷。药用茎叶。功效：有消热散风、发汗、利咽作用。

　　禹密二花：别名银花、二花、双花、金银花。药用花蕾。功效：有清热解毒、消肿作用。银花藤（忍冬滕）亦可入药，有清热解毒、通经活络作用。

　　会全蝎：别名蝎子、全虫、全蝎。药用干燥虫体。功效：有祛风、定惊作用。

　　何首乌：别名首乌、赤首乌。药用块根。功效：熟首乌能补肝肾、壮筋骨、乌发养血；生首乌有通便、解毒作用。藤叫夜交藤，有镇心宁神、通经活络作用。久服令人有子。

　　防风：别名黄防风、水风、泗水风。药用根。功效：有发表、祛湿、散风、止痛作用。

　　栝楼：别名栝楼蛋。药用果实、果皮、种子和根。功效：全栝楼（果实），润肺、滑肠；栝楼皮（果皮），润肺止咳、理气；栝楼仁（种子），润肺、除热痰、滑肠通便；栝楼根（天花粉），清肺化痰、养胃生津、排脓消肿。

酸枣仁：别名刺枣、山枣。药用核仁。功效：有补肝益胆、安心宁神作用。

蒲公英：别名黄花苗。药用全草。功效：治妇人乳痈肿、解食毒、散滞气、化热毒、消恶肿。

茵陈：别名白蒿。药用全苗。功效：治通身发黄、小便不利、风湿寒热邪气、热结黄疸。久服轻身益气耐老，面白悦长年。

沙参：别名白参、羊婆奶。功效：除寒热、补中、益肺气、清肺火、治久咳肺痿。久服利人。

周定王朱橚不能以政治国，一心以医济世，一生以具茨山为基地，识药、采药，经过多年努力，组织编著出了《救荒本草》这部中医宝典。具茨山是《救荒本草》的生动图谱。

2.《救荒本草》内容简介

《救荒本草》全书两卷，共收录食用植物414种，其中来自历代本草旧有者138种，新增276种，新增部分约占总数的近三分之二。

《救荒本草》性质和外形特征，将植物分为草、木、米谷、果、菜五大部类：草部245种，木部80种，米谷部20种，果部23种，菜部46种。每部类又根据植物的可食部位，如叶、实、根笋、花、皮、茎等进行分类，共有15类：叶可食类237种，实可食类61种，叶、实可食类43种，根可食类28种，根、叶可食类16种，根、实可食类5种，根、笋可食类3种，根、花可食类2种，花可食类5种，花、叶可食类5种，花、叶、实可食类2种，叶、皮、实可食类2种，茎可食类3种，笋可食类1种，笋、实可食类1种。在记述这些草本植物时，根据编纂该书的创意和动机，将每种植物分作植物概述、救饥、治病（新增植物无此项）三个栏目。植物概述内容包括植物的释名、产地、特征、性味等，描述细致入微，以便辨识和采集，救饥项主要记述某种植物的食用部位和具体的加工操作方法。

朱橚的《救荒本草》不仅在救荒方面起了巨大的作用，而且由于开创了野生食用植物的研究，在国内外产生了深远的影响。这部书在明代翻刻了几次，还有不少文人学者纷纷仿效，形成了一个研究野生可食植物的流派。明代本草学家李时珍在其著作《本草纲目》中，不仅引用了《救荒本草》中的材料，而且还吸收了它描述植物的先进方法。明代徐光启编撰的《农政全书》，将《救荒本草》全文收载。清代重要类书《古今图书集成》中"草木典"的许多图文也引自《救荒本草》。尤其值得注意的是，清代吴其濬在撰写《植物名实图考》这部重要的植物学著作时，不但效法朱橚通过实际调查和收集实物的方法来取得第一手资料，而且直接引用了《救荒本草》中的大量图文。从这些事实看，朱橚的著作对我国明清时代的学术界，曾经产生了巨大的影响。

3.《救荒本草》贵在度荒和救饥

《救荒本草》提道："有图有说，图以肖其形，说以著其用。首言产生之壤，同异之名；次言寒热之性，甘苦之味；终言淘浸烹煮蒸晒之法。……或遇荒岁，按图而求之，随地皆有，无艰得者。苟如法采食，可以活命，是书也，有功于生民大矣。"

朱橚在编著《救荒本草》时，为什么描述一种植物要配一幅插图呢？这种做法，完全是为读者着想。《救荒本草》的读者对象是社会民众，文化程度普遍较低。所以，书中语言尽量简练、通俗明白，甚至还使用当时民间流行的简化字。它还突出植物图画的精准和栩栩如生，求其直观、可分辨。《救荒本草》的开创性，表现在填补学术研究空白方面，它以野生植物为对象，专说可以食用的植物——野菜，而且目的是用于度荒和救饥。其植物插图栩栩如生，可以说是现代植物图谱的范本。

4.《救荒本草》与药食同源

《救荒本草》具有非常高的药用价值，进一步发展了"药食同源"思想。其中，总结了一些药学理论。诸如，中药的"四气五味"及"七情"思想、配伍理论和相使关系，在叙述中，均提及每种野生植物的药用疗效。它对药物的描述十分形象、具体，如菖蒲"其根盘曲有节，状如马鞭"，旋复花"开花似铜钱大"。它记载了同一种植物的不同产地类型，如苍术"嵩山茅山者佳"，柴胡"生丹州结青子与他处不类"，枸杞"陕西枸杞，甘美异于诸处"，等等。它记录了药用价值及正确的服用方法，如无花果"今人传说治心痛，用叶煎汤甚效"等。它还对植物进行了分析，去伪存真，纠正前人错误，如"金银花……本草中不言善治痈发背，近代名人用之奇效"等。同时，它还涉及日常饮食保健，如地榆"根亦可酿药酒。苍术、地黄久服轻身，延年不饥"。

《救荒本草》开创"药食同源"新篇章，既是对食疗的传承，也是对食疗的拓展。

食疗是中国人的传统习惯，通过饮食达到调理身体，强壮体魄的目的。食疗文化源远流长，食疗是一种长远的养生行为。以前的人通过食疗调理身体，现今的人通过食疗减肥、护肤、护发。食疗是一种健康的健体之道。

食物是人类治病最好的药品，食疗就是用食物代替药物而使疾病得到治疗、使细胞恢复功能、使人体恢复健康。高级均衡营养素能增强细胞营养代谢功能，使细胞获得强大的能量；能激活细胞健康免疫基因，使细胞免疫活性增加、免疫细胞的数量成倍增加；能使免疫细胞有能力释放大量的特异性免疫球蛋白，以直接杀死侵入细胞的细菌病毒，直接中和、清除被细胞吸收的物理、化学物质；强壮的免疫细胞可直接吞噬病死的细胞和废弃的代谢物，帮助功能低下的细胞恢复功能，以达到治疗疾病的目的。有医药之父之称的希波克拉底说过：药物治疗，不如食物治疗，食物是人类治病最好的药品。他相信人体天赋的自然免疫力是疾病真正的终结者。

5.《救荒本草》与食疗茶饮

《救荒本草》中的400余种植物，是对野生植物可作野菜品种而食用的确认。无私的大自然给我们提供了千百种的植物，哪些能食，哪些有毒，需要经过长期的辨认。朱橚不仅对可食用的植物——野菜进行细致观察和纪录，还将食用方法一一做了详细描述。野菜，是非人工种植的可食用植物，有着纯净的品质，营养丰富，清新可口，是绝佳的食材之一，是大自然的美妙馈赠。

食用野菜，要掌握适时采集、合理利用、综合利用、多途径利用。《救荒本草》中提到，如回回蒜，采叶焯熟，油盐调食。回回米，采实春去壳，其中仁煮粥食，取叶者饮，亦香。和尚菜，采嫩叶焯熟，换水浸去邪味，洗净，油盐调食；或晒干焯食亦可。前两例讲综合利用，后一例讲多途径利用。

在《救荒本草》中，朱橚记载了一些新颖的消除某些食用植物毒性的方法。基于经典本草书中豆可以解毒的说法，他想出用豆叶与有毒植物商陆同蒸以消其毒性的制备法。在讲述白屈菜的食用时，他别出心裁地设计了用细土与煮熟的植物体同浸，然后再淘洗以除去其中有毒物质。有人认为近代植物化学领域中吸附分离法的应用，可能始于《救荒本草》。

《救荒本草》中野生植物的食用方法分类如下：

（1）直接生食法。

有些植物采摘后无须加工处理，可以直接食用，其主要集中在：果木类，如核桃、石榴、棠梨、枣、杏、桃、山里红、梨、无花果、拐枣、桑葚、柿等。

叶菜类，如酸浆草（采嫩苗叶生食）、楼子葱（茎连根择去细须……生亦可食）、水辣菜叶、紫苏苗等。

根菜类，如野胡萝卜根、鸡腿儿根、山蔓菁根、芦根、莲藕、菱角等。

果实可食，如莲子、鸡头实、地梢瓜（剥取嫩瓤生食）等。

（2）腌制和晒干贮藏法。

自然灾害有时会影响到来年的生活，人们不得不在挖野菜充饥的日子里为今后的生存积攒果腹之食，方法是腌制和晒干贮藏。

晒干贮藏的有苋菜、马齿苋、独扫苗、竹笋、桃（切作片）、山茶叶、黄精叶、椒实、夜合树叶、茶叶、苦马豆子、王不留行子、苍耳子、燕麦、川谷、野黍、葛根、天冬根、百合鳞茎及各种豆类种实等。

可腌制食用的有甘露儿、山葱、野韭、柴韭、泽蒜、水豆儿根、南芥菜、榆钱等；此外，还可以做脯或干，例如生长多年的章柳根，采来加入盐或糖，晒或烘为半干状态便成为脯。原书此做法中并未提及加盐或糖，但脯为半干食品，含有相当的水分，若不加其他物质使微生物在渗析作用下丧失活力，则难以久存。

（3）水提法。

水提法即加水蒸煮、浸淘、漂洗换水，浸去异味然后食用。这是《救荒本草》记载的一种基本的救饥法。

对于含有各种不同成分的植物，在具体做法上又有所不同。如百合、山药、竹笋、枸杞、芦笋、紫苏、莲藕、鸡头实、菱角、榆钱等营养丰富、无怪味、无毒的植物，食法简单，采来洗净蒸或煮熟即可食用；有的加油盐调食。

对于一些有苦、涩、辣、酸、咸味或其他异味的植物，则通常采用将苗叶（或果实、根、茎）洗净焯熟、水浸、淘洗换水、浸去怪味，加油盐调食。

救荒植物虽经浸、淘、蒸、水焯，其中的一些有毒成分未必全部除尽，所以食用时还必须小心，书中有不少地方提醒人们食用时要谨慎。

（4）制粉食用法。

制粉食用法即将原料如根、果实、种子、树皮等加工制成淀粉后再食用。

以根为原料来制取淀粉的有葛根、瓜蒌根、蒲笋根、砖子苗根等。

以果实或种子磨粉食用的有菱角、莲子、苍耳、鸡头实、燕麦、雀麦、回回米、王不留行、灰菜、黄豆、荞麦、野豌豆、山绿豆等。

树皮可制粉的有榆树，这种方法一直流传到现今，在北方（陕西、山西、河南、甘肃等）民间素有把榆皮面掺和在面粉中做面条的习俗。

（5）特殊处理法。

对于毒性较大或有毒成分含量较多的植物，上述的水蒸煮、浸淘、漂洗的办法已不够用。书中还记载有加土同煮、同浸泡的去毒法。

此外，野生植物除了充饥而外，用途十分广泛，还可从多方面加以综合利用，如酿酒、制油、做染料和调料等。

书中还提到了用菊花炒茶，用泽漆嫩叶晒干做茶，用蒌蒿心做茶，等等。

6.《救荒本草》对国际医学的影响

《救荒本草》在 17 世纪末传到了日本。它以内容实用、记事适切、绘图精致的鲜明优点，博得日本学者的青睐和强烈关注。江户中期的本草学家松冈恕庵，从《农政全书》中析出《救荒本草》，专门对之进行训点和日文名考订，而后在京都、藤野九郎兵卫等地刊行，书名是《周定王〈救荒本草〉》。著名本草学家小野兰山得到了嘉靖四年版的《救荒本草》后，出版名为《校正〈救荒本草〉、救我野谱并同补遗》，收载植物种数为 414 种。1842 年，小野兰山的孙子小野蕙畝写成平易简明的《〈救荒本草〉启蒙》14 卷，共四册刊行。

《救荒本草》的广为传播，引起了当时日本学者的巨大兴趣，不仅研究文献非常多，而且还出现一些类似的著作。如佐佐木朴庵天保年间的《救荒植物数十种》《救荒略》《荒年食粮志》等。除此之外，朱橚种植物于植物园以便观察记录的方法也给日本的本草学界及后来的植物学发展带来了深远的影响。如岩崎常正见《救荒本草》在日本翻刻后，许多本草学家对其中植物存在不少疑问。他在考察研究下，写成《〈救荒本草〉通解》《本草图谱》。岩崎常正还于 1828 年创立了本草学会，把应用博物学提高到一个崭新的阶段。正如上野益三所说："《救荒本草》对植物产地、特征、记载简洁，绘图准确，有《本草纲目》等书所没有的内容，这无疑对本草学的博物学化有很大的影响。"

日本科学史界认为宇田川榕庵所著的《植学启原》是植物学从有用植物学脱离出来而成为"纯正植物学"的教科书。这本书较详尽地指导了后来的植物学，贡献很大。日本近代植物学奠基人牧野富太郎研究认为，宇田川榕庵在著作《植学启原》时也曾受益于《救荒本草》。其中一些果实分类术语是来自《救荒本草》的。事实表明，《救荒本草》对当时日本的救荒和植物学的发展都起过重要作用。

朱橚一生倾注于中草药事业，他身体力行辨药、采药，以图文并茂的方式记述编著中草药巨著《救荒本草》，给人类留下了宝贵财富。

《救荒本草》这部著作以自己出色的植物学成就，赢得了当代国际学术界的重视和高度评价。1881 年，俄国植物学家 E. 贝勒在《中国植物志》一书中，曾对 176 种植物进行了学名鉴定，并认为其中的木刻图早于西方近 70 年。20 世纪 30 年代，美国学者 W. T. 施温高认为《救荒本草》是世界上已知最早并仍然是当时最好的研究救荒食用植物的专著。他还认为中国人对救荒植物的关注，促成了中国今天拥有大量的栽培植物，它的数量很可能是欧洲的 10 倍和美国的 20 倍。到了 20 世纪 40 年代，英国药物学家伊博恩对书中的植物进行了大量的研究工作，写了一部题为《〈救荒本草〉中所列的饥荒食物》的专著，列出了书中 358 种植物的汉名、已知学名、英文名称、化学成分和在其他国家食用的情况。美国植物学家 H. S. 里德在《植物学简史》中指出，朱橚的书是中国早期植物学一部杰出的著作，是东方植物认识和驯化史上一个重要的知识来源。美国科学史家 G. 萨顿在《科学史导论》一书中，对朱橚的工作给予很高的评价。他认为朱橚是一位有成就的学者，是中世纪的杰出人物，他的《救荒本草》可能是中世纪最卓越的本草书。英国的中国科技史专家李约瑟等认为，朱橚等人的工作是中国人在人道主义方面的一个很大贡献。朱橚既是一位伟大的开拓者，也是一位伟大的人道主义者。

主要参考文献

［1］司马迁 . 史记 [M]. 吴兆基等，译 . 合肥：黄山书社，2000.

［2］孙思邈 . 药王千金方 [M]. 北京：华夏出版社，2004.

［3］欧阳修，宋祁 . 二十五史·旧唐书 [M]. 郑州：中州古籍出版社，1998.

［4］欧阳修，宋祁 . 二十五史·新唐书 [M]. 郑州：中州古籍出版社，1998.

［5］禹州市地方史志编纂委员会 . 禹县志（民国 26 年校注本）[M]. 郑州：中州古籍出版社，
     2013.

［6］禹州市地方史志编纂委员会，禹州市革命老区建设促进会 . 禹州中药志 [M]. 北京：光明
     日报出版社，2006.

［7］朱橚 . 救荒本草 [M]. 苏州：苏州大学出版社，2019.

［8］倪根金 . 救荒本草校注 [M]. 北京：中国农业出版社，2008.

［9］禹州文物管理所 . 明藩王朱橚科学成就研究 [M]. 北京：中国文史出版社，2006.

［10］南怀瑾 . 小言《黄帝内经》与生命科学 [M]. 上海：东方出版社，2002.

［11］曲黎敏 . 曲黎敏精讲《黄帝内经》[M].. 天津：天津科学技术出版社，2020.

［12］许敬生 . 中医药文化寻源：中原中医药文化遗迹考察记[M]. 郑州：河南科学技术出版社，
     2017.